市民ホスピスへの道

〈いのち〉の
受けとめ手になること

山崎章郎
二ノ坂保喜
米沢 慧

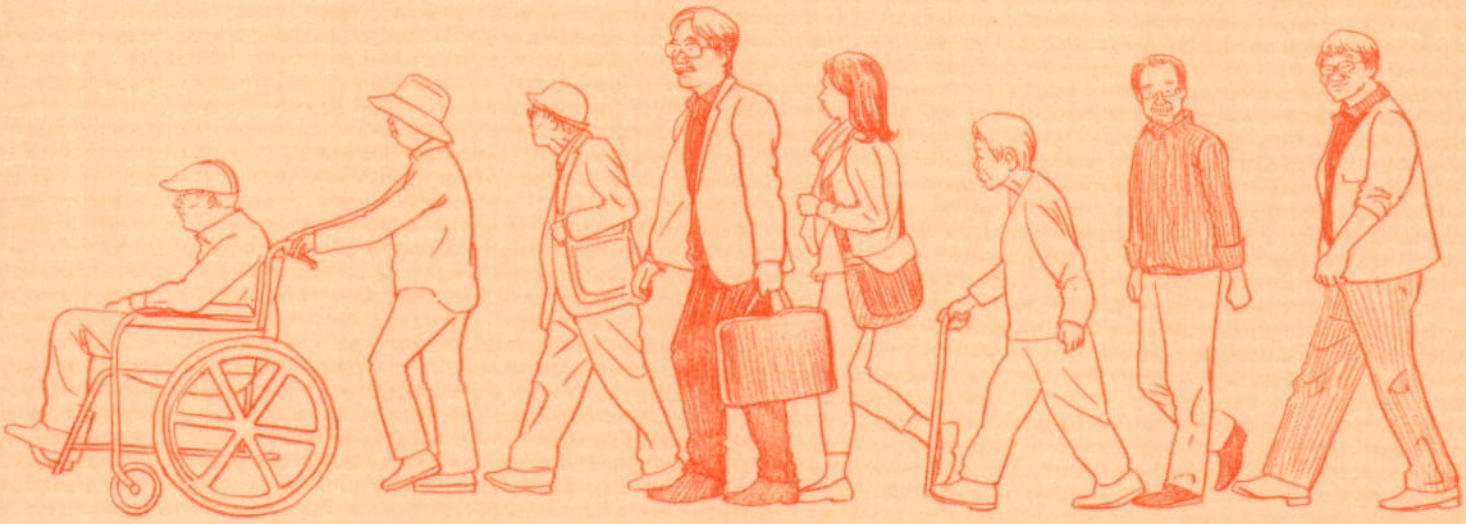

春秋社

まえがき

山崎章郎・二ノ坂保喜

ホスピスケアの本質を求めて

ケアタウン小平クリニック　山崎章郎

始まりは大学病院だった。一九七五年六月、医師国家試験に合格し、当時の千葉大学病院第一外科に席をおき、医師として働き出した。

はじめて人の臨終に接したとき、その命を少しでも延ばそうと、汗だくになりながら、てきぱきと心臓マッサージや人工呼吸等の蘇生術を行う先輩医師の姿が輝いて見えた。その姿を通して、いのちの受けとめ手としての医師の姿が厳粛にも見えた。

八年後の一九八三年の冬、船医として南極海にいた。先輩医師を見習い、どのような疾患であろうとも、その臨終時には必ず蘇生術を行ってきた私にとって、そこでたまたま読んだエリザベス・キューブラー・ロスの『死ぬ瞬間』（読売新聞社）の中で紹介されていたエピソードは衝撃的だった。ロスが幼い頃にスイスで体験したことだった。木から落ちて瀕死の重傷を負った男は、自分の死を覚悟し、病院ではなく家に運び込まれることを望んだ。そして、身近な人々に別れを告げるのであるが、その中に、幼いロスがいた。

ロスはそのときのことを「患者が、その生の終わりを、住み慣れた愛する環境で過ごすことを許されるのならば、患者のために環境を調整することはほとんどいらない。家族は彼を良く知っているから鎮痛剤の代わりに彼の好きな一杯のブドウ酒を注いでやるだろう。家で作ったスープの香りは、彼の食欲を刺激し、二さじか三さじ液体がノドを通るかもしれない。それは彼にとっては、輸血よりもはるかにうれしいことではないだろうか」と回想していた。そこにあったのは、私が行ってきた、暴力的とさえ見える蘇生術を経た病院での死の風景とは全く違うものであった。人は、こんなふうにも最期を迎えることが出来るのだ。私は自分が行ってきた蘇生術の意味を問い直さざるを得なかった。

そのことをきっかけに、私は一九八四年より外科医として千葉県の八日市場（現・匝瑳《そうさ》）市民病院で働きながら、あるべき終末期医療を求めて活動し始めた。患者の臨終時には、家族に蘇生術を希望するかどうか確認した。また、可能な限り病名や病状を伝え、患者が少しでも自分らしい人生を送ることができるよう支援した。その経緯の中で、終末期にあっても人間の尊厳をとことん守ろうとするホスピスケアの思想に触れ、私は外科医からホスピス医へと転身した。一九九一年一〇月のことである。
ホスピスでの私は、患者の身体的苦痛を可能な限り軽減する努力をした。患者の思いに、チーム一丸で応えてきた。少なからぬ患者が、その死まで、自分らしく精いっぱい生きようとし、生きた。

それでも、病状の進行による体力の低下は、排せつや入浴など自力での日常生活を困難にし、多くの場面で他者の力を必要とする。結果、生きる意味を見失うことも少なくない。

患者が生きる意味を見失うのは、もうすぐ亡くなるからと言うよりも、自分らしく、人間らしく尊厳を持って生きたいのに、それが自力ではできない状態にいるからなのである。これらはスピリチュアルペインと言われる状態であり、それに対するケアがスピリチュアルケアなのである。本文をご参照いただきたい。

このような場面でのケアはホスピスケアの中でもっとも大切なケアであり、これらが適切に提供されなければ、ホスピスケアとは言い難い、と私は考えている。

そして、上記のような自分らしく、人間らしく生きることができていない状態から生じるスピリチュアルペインは、がん、非がん、老若、男女を問わずに、人生の困難に直面している人すべてに、多かれ少なかれあるだろう。人間の尊厳を守ろうとするホスピスケアは、誰にも必要なのである。

ところで、人生は日々の生活の積み重ねである。残された時間が限られれば限られるほど、日々の生活は大切になる。日々の生活が大切なのであれば、多くの場合、その生活の場は、その人が過ごした住み慣れた場所になるだろう。

ホスピスケアは専門家の力も必要としているが、そのケアを展開する場所は、可能であるならば、その人の人生を形作ってきた普段の生活のある地域の中が自然なのだと思う。

病院から解放される場としての施設ホスピスでのケアが、さらに地域の中へと広がっていくことは、当然の流れなのだ。

二〇〇五年一〇月、私は活動の場を在宅に移した。そして、いま、様々な課題に直面しつつも、さらに深化したホスピスへの道が見えてきた。

「子どもホスピス」と「バングラデシュ看護学校建設」の夢——私のホスピス運動

にのさかクリニック　二ノ坂保喜

岡村昭彦の『ホスピスへの遠い道』（筑摩書房、一九八七年、絶版）に触れて、興奮して繰り返し読んだのは三〇年近く前になる。医者になってようやく一〇年目。ホスピスのホの字も知らなかった私が、初めてバイオエシックスにふれ、その実践運動としてのホスピスを知ったのだ。臨床の現場で感じ迷っていたことの、考え方の方向付けを与えてくれ、私の生き方を示してくれたのがこの本だった。

「バイオエシックスと看護を考える会」を開始し、一年以上をかけて『遠い道』を輪読した。その中に出てくる書物を手に入れて、読破しようとしたが、それはかなわなかった。しかし、その後も次第に広がっていく日本の〝ホスピス〟への違和感はますます強くなっていった。それは私が本書から、ホスピス運動の本質部分を感じ取ることができたからだろうと思う。

違和感の一つは、日本のホスピス（緩和ケア病棟）の対象疾患が、がん末期患者に限られていること、及び在宅に視点を広げようとするホスピスがほとんど皆無であったことだった。

『ホスピスケアハンドブック』は、一九八四年に家の光協会から出版された。一九八〇年に開かれた「第一回世界ホスピス会議」の講演録が翌年英語で『*Hospice; the living idea*』として出版され、そのわずか三年後に日本でも岡村の監訳で出版されたものである。一九六七年にセント・クリストファー・ホスピスが誕生してから一三年目にこの会議は開かれた。岡村はこの書の訳者前書きで次のように書いている。

「日本でも一九七〇年代には、ホスピス運動に関心を持つ人々が、次々とセント・クリストファー・ホスピスを訪問したが、多くの日本人医療者の目は、ガンの末期患者のケアにしぼられていた。『死の臨床研究会』も発足し、多くの参加者をみた。だが、急造された〝日本式ホスピス〟は、どこが違うのであろうか。それは一九六七年にセント・クリストファー・ホスピスが発足するとき、アイルランド・カトリック系のセント・ジョセフ・ホスピス（ロンドン）や、ダブリンの〈聖母マリア・ホスピス〉（一八七九年創立）の長い経験に学び、患者の一〇％は運動神経系疾患の患者も入れてケアすることに決定した点である。……ガンの末期患者のケアしか考えていない〝日本式ホスピス〟は、私にはガン病棟としか見えないのだ。」

本書も繰り返し読んだ私は、すでに一九八〇年に世界のホスピス運動が、それまでの成果を踏まえ、反省期に入り、負の遺産を受けつぎ克服しながら、新しい時代へと踏み出していることを感じていた。

医者になって二〇年目、一九九六年に無床診療所を開業した私は、自然に在宅ホスピスに力を入れることになる。

そこで学んだことは数多い。その一つは以下の「良き死の条件」である。

（1）その人が人生を精一杯生きてきたこと

（2）隣人・家族との関係が良好であったこと

（3）（介護者が）精一杯の介護ができたこと

（4）死ぬときがおだやかであること

このうち（1）と（2）は、我々が患者と出会う前のことであり、実際に我々が関わることはほとんどない。（3）及び（4）に関しては医療としての緩和医療および看護・介護などの緩和ケアが何らかの支えになるかも知れない。しかし残された者たちが思い出すのは、元気だった頃の故人であり、生き生きと活躍していた頃の夫であり、妻であり、父親、母親なのだ。我々は謙虚に、（3）と（4）に取り組んでいきたい。

二〇〇四年にインド・ケララで出会った「コミュニティ緩和ケア」。お金も医療資源もないインド・ケララ州で行われている、コミュニティの人々が参加する緩和ケアに触れたとき、医療の枠を超えた、ホスピス運動としてのコミュニティ緩和ケアの質を感じた。一九八九年からバングラデシュの保健医療協力活動に関わってきたが、その経験もケララへの道につながっていたのだろう。そこでインドはじめ世界各地から集まった人々と出会い、「経済格差は人間格差ではない」という当たり前のことにあらためて気づかされた。

私の在宅ホスピスはコミュニティに広がり、世界に広がり、途上国のコミュニティ緩和ケアからの学びへと広がった。

本書の中で述べているが、私の夢は二つ。

子どもホスピスへの夢と、バングラデシュに看護学校を建設する夢である。

私にとって、市民ホスピスへの道はこの二つである。読者のみなさんと一緒にこれらの夢へ向かう道を歩んでいきたい。

市民ホスピスへの道　目次

まえがき　山崎章郎・二ノ坂保喜　i

第一部　いのちを受けとめる町　003

I　いのちを受けとめる試み　米沢慧　005

1　長寿社会のいのちの行方　006

運動としてのホスピス

いのちの課題

生き方の根底にある死生観

2
住民の手で安心して老いを迎える試み――013
――上田市「新田の風」の試み
いのちの受けとめ手という自覚

3
ぼけても住みなれた町で暮らしたい――018
――福岡市「宅老所よりあい」
無条件の受けとめ
身寄りになる家

4
ホームホスピスのムーブメント――024
――宮崎から「かあさんの家」のつくりかた
一人暮らしからとも暮らしへ
ホームホスピスのムーブメント

5
病院でも在宅でもないナラティブホーム――030
――富山県砺波市の「ものがたりの郷」
地元で最期を迎える

エビデンスからナラティブへ
ナラティブホームというあり方
いのちに触れあうこと、受けとめ手になること

Ⅱ ホスピス医二十五年——いま考えること　山崎章郎　039

1 ホスピスケアへの道のり——040
人生観が変わる出会い
ケアが足りない
「生きている意味がない」

2 スピリチュアリティという視座——046
直面する様々な苦しみ
「スピリチュアルペイン」はなぜ「スピリチュアルペイン」と表現されるのか

四つの苦痛
人間の存在とスピリチュアリティ
スピリチュアリティの定義

3 内省を深める支援 056
自己の在り様
自己と他者の関わり
スピリチュアリティが力を発揮するとき
内省を深める支援＝スピリチュアルケア

4 思いを動かす 064
苦しみの構造
思いを動かす条件
傾聴の力
「生きたい気持ち」が働きはじめる
「スピリチュアリティ」にあたる日本語
見出される生きる意味

Ⅲ　在宅ホスピスは途上国に学べ　二ノ坂保喜

075

1　ホスピスを振り返る　076
貧困と無知とのたたかい
わが国のホスピスの学びと失敗

2　コミュニティの知恵に学ぶ　083
インド・ケララ州の衝撃
共に学び、共に生きる
病気の根本にある「貧困」
インド・ケララ州の緩和ケア
進んだコミュニティ緩和ケア

3　途上国に光を見出す　094
世界から学ぶべきこと
アフリカの緩和ケア
バングラデシュの緩和ケア

4　人々のなかへ——102
ホスピスから描いた夢
バングラデシュに看護学校を
いのちを守る闘い

Ⅳ　ホスピスという風
——いのちを受けとめる町
山崎章郎×二ノ坂保喜×米沢　慧　109

「ホスピス」の力——110
壊してでも乗り越えないといけないもの
医療からの解放としてのホスピスケア
ケアの力が地域社会の力に
医療を主体とするケアの危険
思想としてのホスピス
終末期ケアが医療保険の対象に

医療から地域の問題へ　119
施設から町の中へ
「3人の会」の発足

いのちを受けとめる町へ　122
とも暮らしの可能性
よき最期の条件
在宅ホスピスを語る会
取り組みはどのように広がるか
ボランティアが支えに
市民社会の力

過去にとらわれない　132
枠組みを超えた動き
よい例が制度を変える
問われる都市での受けとめかた

第二部　ホスピスは運動である　139

V　子どもホスピスから世界を見る　二ノ坂保喜　141

1　はだかのいのちを見つめて　142

いのちの危機に目を向ける
地域のケアの力を育てる
〈はだかのいのち〉を地域に開く
「小さなたね」の取り組み

2　子どもホスピスから考える　151

イギリスの小児ホスピスから学ぶこと
教育的視点も必要
子どものグリーフケア
重なり合う〈パブリック・ヘルス〉と〈緩和ケア〉
託すことで失われる〈ケアの力〉

Ⅵ 地域包括ケアシステムと在宅ホスピスケア

山崎章郎 159

1 多死社会を迎えて 160

ホスピスケアの展開
増えるがんによる死
なだらかな死・突然の死
終末期のがんの特徴
悲嘆へのケア

2 ホスピスケアから見えた本質 170

尊厳を守る視点は同じ
ケアタウン小平の取り組み
見えてきた課題と答え
専門診療所の制度化を
地域全体で取り組む

VII 市民ホスピスへの道 米沢慧 181

1 近代ホスピスの流れ 182
ホスピスは運動である
近代ホスピスの二〇〇年の系譜――五人の母

2 日本のホスピスの流れ 194
「死をみとる」専門病院
一九八〇年　第一回世界ホスピス会議
一九九〇年　緩和ケアと日本のホスピス
ホスピス医の誕生

3 市民ホスピスへの道 202
ホスピス運動第三期――二一世紀のいのちの情況
市民ホスピス運動への一歩として

VIII
ホスピスは運動である——いのちの受けとめ手になること　山崎章郎×二ノ坂保喜×米沢　慧　207
はだかのいのちにふれて——208
どんな人でも生きられる社会を　医師の視点を離れて
ホスピス思想の根底にあるもの　のこされる遺族の「受けとめ」
子どもの問題から気づいたこと
生活の延長にあるケア——219
在宅ホスピスケアの発想　人権運動としてのホスピス
ホスピスのあり方　大切にしたい「言葉」
ホスピス運動の本質　ホスピスケアの役割

いのちに向き合うことば　231
一〇〇〇人と向き合って得た確信
現実を受けとめる力
信頼をおく
ときに支え、ときに寄り添い、共にある
受けとめられ、受けとめる　238
生まれること、死にゆくこと
他者との関係性のなかにある
「お迎え」現象
あとがき　米沢　慧　245

市民ホスピスへの道——〈いのち〉の受けとめ手になること

第一部　いのちを受けとめる町

Ⅰ　いのちを受けとめる試み

米沢　慧

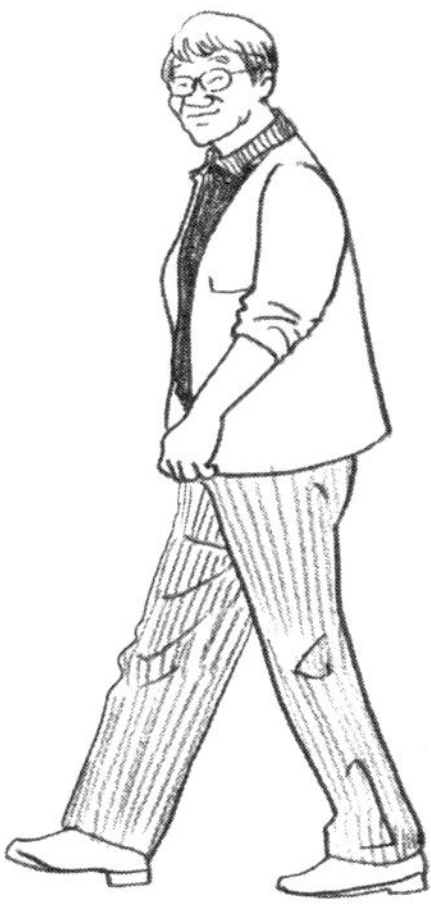

1 長寿社会のいのちの行方

運動としてのホスピス

ホスピスという言葉が日本に入ってからもう三〇、四〇年になろうとしています。それではホスピスは日本に定着したのだろうかという問い方があります。

もし、このテーマを取り上げるとしたら、近代ホスピスの歩みという視点から追いかけてみる必要があります。これについては別の機会にふれるとして〔Ⅶ章〕、関連して思い出したのが岡村昭彦の『定本　ホスピスへの遠い道』（春秋社、一九九九年）です。『ホスピスへの遠い道』といったときの「ホスピス」ってなんでしょうか。「遠い道」ってなんでしょうか。今日、おそらく「ホスピス」って言えば、いわゆるがんを中心とした、終末期の緩和医療、緩和ケア、ホスピスの施設、そしてそういう人たちへのケアっていう、医療の概念として受けとめられていると思います。

けれど、ホスピスは医療活動ではありません。

岡村昭彦が、「ホスピスへの遠い道」というタイトルで雑誌連載する契機になった本がありました。岡村さん自ら監訳した『ホスピス』です。三〇年ほど前になりますが、そのとき雑誌のインタビューで「ホスピスは日本に根づきますか」という質問に応えたものがあります。すると岡村さんは「ホスピスとは施設ではなくて運動なのだということをまず認識してもらいたい」と釘をさしたうえで、かなりはっきりしたことをいっていました（『新世』一九八二年四月号）。たとえば、

・地域社会との結びつきがないホスピスはホスピス精神に反して、がん病棟になってしまう。
・コミュニティのなかで、生命の質を高める生活をしながら「死にゆく人」を中心にケアしようというのがホスピス運動。
・ホスピス運動は、携わる人のすべてが平等、対等でないとうまくいかない。
・ホスピス運動は、自分の住んでいる地域の問題から手をつけるべきだ。
・ホスピス運動は、コミュニティのなかで一人一人が参加できるボランティア活動。

ホスピスとは「死の過程に敬意をはらうこと」であり「いのちの受けとめ手になること」。そしてなによりも、死んでいく人の世話を通して死にゆく人から学ぶことだといっています。そういう市民の運動にならなければいけない。その長い道程を「ホスピスへの遠い道」と呼んだのではないかとおもいます。

そして、二一世紀に入って、「いのちの受けとめ手になること」がやっと切

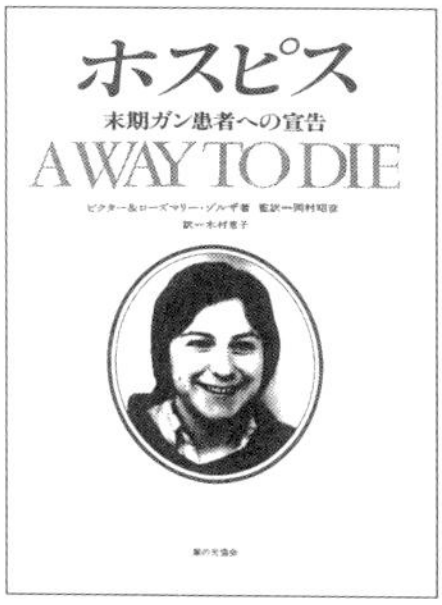

『ホスピス――末期ガン患者への宣告』
ビクター＆ローズマリー・ゾルザ著、
岡村昭彦監訳、家の光協会、1981年

実になってきました。長寿社会、少子高齢化社会になってはじめて地域社会を基盤にした、運動としてのホスピスという機運が出てきたのです。今日のテーマはそこにしぼって、その活動事例を紹介しながら考えたいとおもいます。

いのちの課題

長寿時代になって直面している「いのち」の課題をあげると、すぐに二つほど目につきます。具体的には「二〇二五年問題」といわれる、問題があります。いわゆる団塊の世代、一九五〇年に生まれた人たちが二〇二五年に七五歳になる。つまりあと一〇年経つと、七五歳以上の高齢者が人口の二割五分を超えると。このことは必然的に、体の老齢化などにより、がんや認知症などがどんどん増えるという状況をもたらすわけです。長生きすれば、大半はがんになるか、認知症になるかの二つです。これはもうどうしようもないわけです。そういうところでいのちの受けとめ方をトータルに考えていく視点を持たないと、「いのちを受けとめる」という視点がどうしても出てきません。

「まだがんにならない」から考えなくていいとか、「がんにならないようにしよう」とか、「認知症にならないようにしよう」などという問題ではないですね。

ここでもうひとつ問題にしなければいけないのは、「多死社会」がやってくるということです。

現代の平均寿命の特徴は、生命曲線図をみてもらうとわかります。Aは自然な原因による死亡率（明治時代の平均寿命は四二歳）。ゼロ歳時で一〇〇％、二〇歳で半分ぐらいです。四〇歳をすぎて生きてきた人は長生きをします。では二〇二五年問題Bでみると七五歳くらいまでは死なない。けれど、ここから九〇歳代に向かって集中的に死んでいきます。団塊の世代の人たちが、いま、このゾーンに向かっているということになります。このゾーンに入ったら、バタバタと亡くなっていく。これが現代の生命曲線なんです。

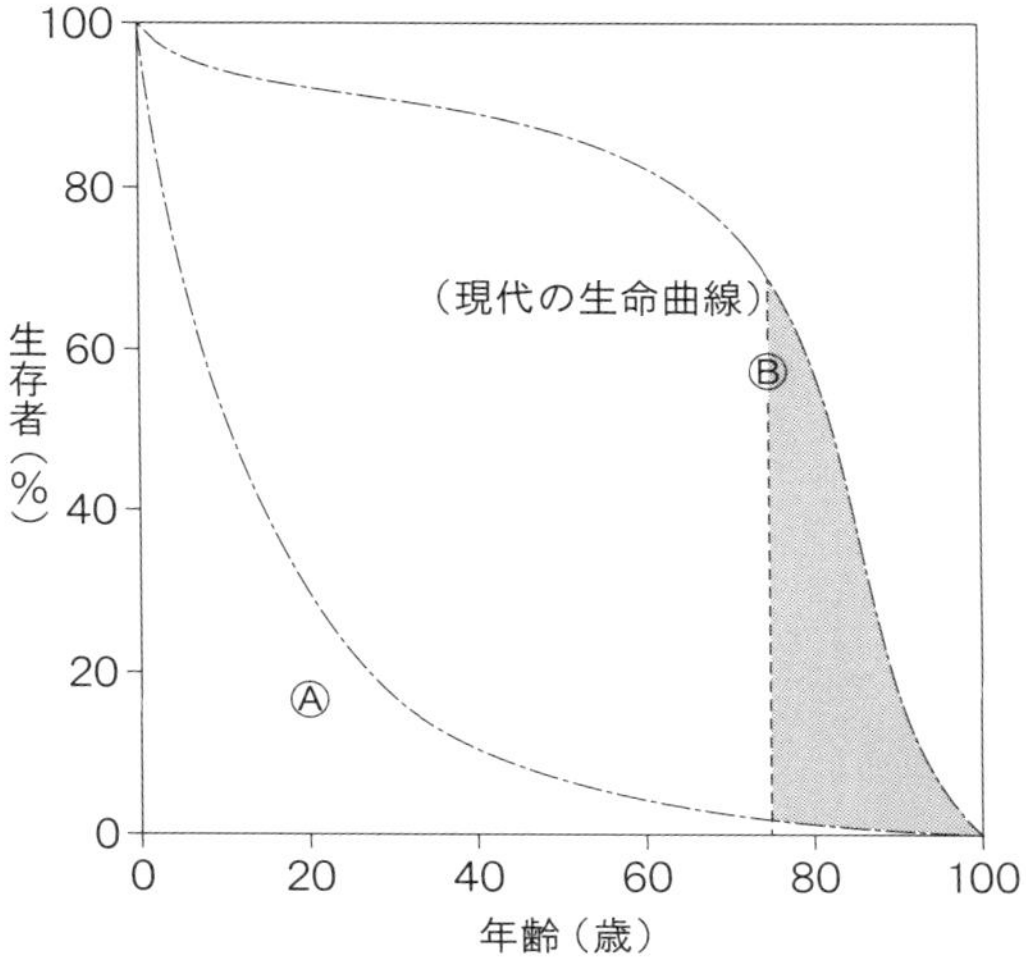

2つの型の生命曲線

集団Aは自然な原因による一定でランダムな死亡率を示す。集団Bは老化の開始にともなう突然の死亡率の上昇を示している。（『シェパード老年学――加齢・身体活動・健康』ロイ・J・シェパード著、柴田博他訳、大修館書店、2005年）

そういう人たちが増えていったときに、そういう人たちと共に生きて行くっていうことは、それぞれがいのちの現在というものをどうやって受け入れていくか、受けとめていくかが問われることでもあるわけです。

さらに、この「多死社会」という表現のなかにはいろいろな問題が含まれています。この生命曲線の受けとめ方に、老病死という自然死の流れに認知症という老年後期の受けとめがあること。それからがん死の増加は終末期にむかって緩和ケアとかホスピスケアといわれるような経過の長いものになってきたこと。たくさんの人が「ピンピンコロリで死にたい」という願いとはうらはらに長生きすることは、あらたな何かをかかえながら生きていくということになります。ここで問われ出したのが「死生観」です。とくに「いのちの受けとめ方」を考える際には欠かせないものになっています。認知症になったらどうしてほしいですか。がんになって延命治療をしますか――、こういった問いに自らが答えられないかぎり、福祉社会とはいえ支えることもできなくなってきたのです。

生き方の根底にある死生観

今年の三月に長野県の「上田・生と死を考える会」（代表小高康正）の五周年大会に山崎章郎さんと一緒に参加したんですけれども、そこで、これはすごい、と思ったのは、地域住民の「いのちに関するニーズ」「死生観」のアンケート調査報告でした。生活基盤を共有している人たちの思いが引きだされた、という点では画期的なことではないかと思います。

▼死生観のアンケート調査

長野県上田市は人口約一六万人ぐらいの地方都市です。そこで、一〇〇〇人を対象にした死生観のアンケート調査をしたんです。なんとなく死生観を訊くというんじゃないんです。ある限られた地域の中で、生活上の課題や死生観などに関する四〇項目です。

夫婦世帯が約五割、同居世帯は四割、独居世帯は一割。二〇歳代から九〇歳までのていねいな報告書でした。現状認識として、「介護の人を抱えている人」は二七・二%、「孤独死を心配している人」は二四%。また「医療と福祉の連携が取れていない」と感じる人が三五%。それでも地域で暮らす幸せ感は六割といった背景にあって、余命の告知、延命治療、死への準備、死後のことなどへの思いが伝わってくるものでした。

そのデータもいっぱいありますけども、ここではあくまでも参考です［次頁］。実際に、例えば延命治療を希望するかという問いにも、本人が希望する場合と、家族がそうなった場合でどうするかというような問いがある。問いに向き合うことで、がんの問題とか、なんとなくいままで茫洋としていたものについて否応なく考えざるをえません。亡くなる場所についても自宅か病院か、とか、いわゆるホスピスケアを受けるか受けないかとか、ほかにも問いの内容自体はいろいろありますが、どこで死にたいとか、ホスピスケアを受ける・受けないというふうなことを選択あるいは回答するときに、その人の死生観というのが出てくるわけです。

いかに生きていくか、いかにいのちを受けとめていくかっていうのは、いまある生活環境が強

延命治療の希望（本人）

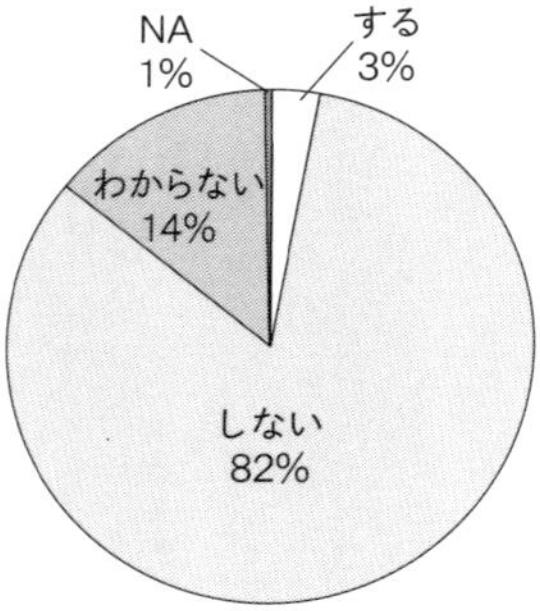

延命治療の希望（家族）

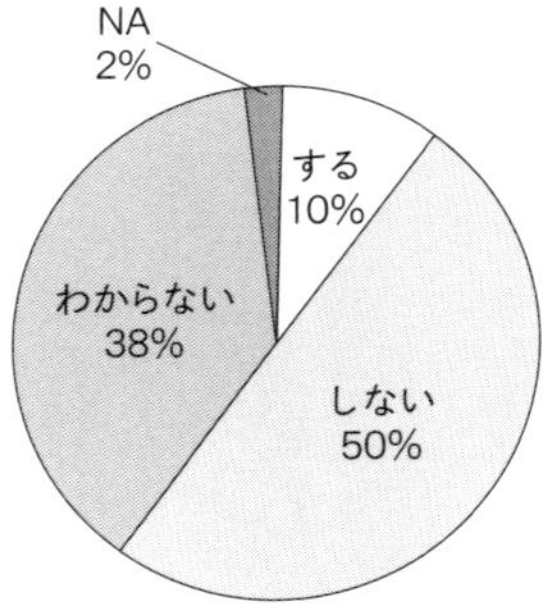

余命の告知（本人）

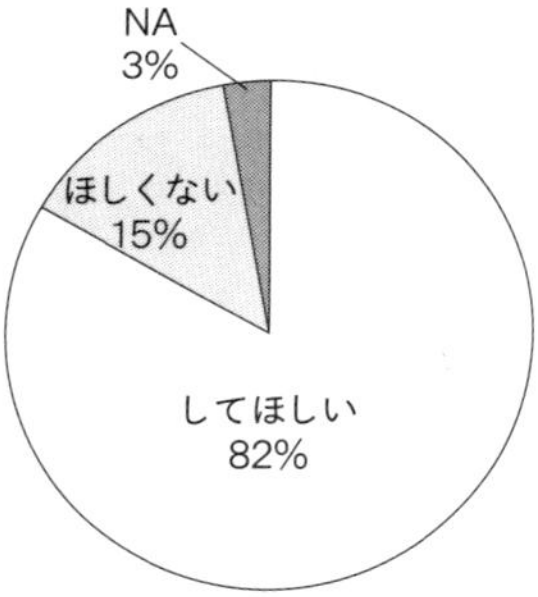

余命の告知（家族）

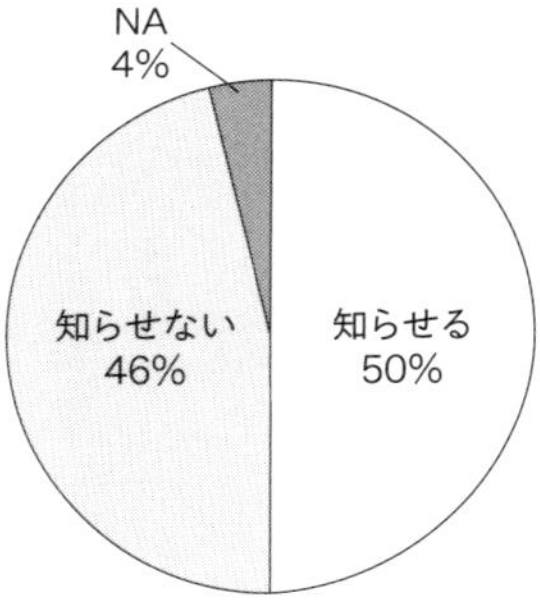

死の場所

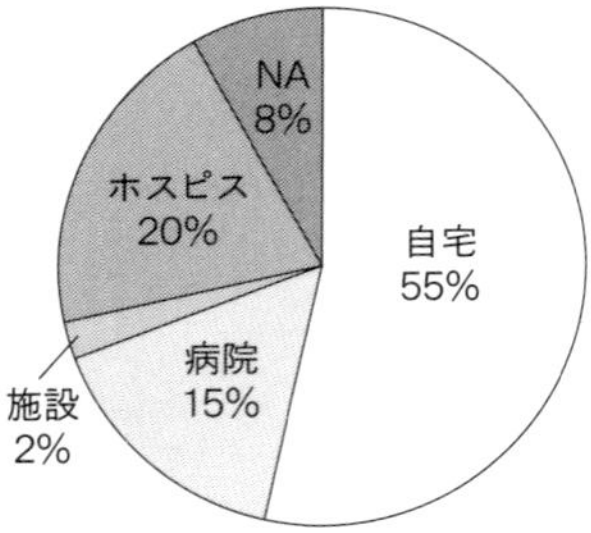

※NA ＝無回答

上田・生と死を考える会の「地域のニーズ・アンケート調査」（2014）より

いてくる死生観なんですね。それはいいとか悪いっていう次元ではなく、自分の生き方というものを考えざるを得ない時代に変わってきたということなんです。

これまでですと、こうしたアンケート結果は市民から行政への訴えであり、要求でした。「なんとかしてくれ」と。けれど、近年は地域住民の人たち自らの手で打開していく、その模索や活動がみられるようになりました。同じ上田市から事例を次に紹介してみます。

2 住民の手で安心して老いを迎える試み
――上田市「新田の風」の試み

いのちの受けとめ手という自覚

いのちの受けとめ手になるということ。自治体として支えるんじゃないんです。支えるためにはまず自分が、いのちの受けとめ手っていう自覚がないといけません。それで初めて支えることができるわけです。

▼新田の風

ここで紹介したいのが、長野県上田市の新田地区で立ちあがったNPO法人（特定非営利活動法人）「新田の風」の活動です。

人口約一六万人の上田市で新田地区の人口はざっと四千人ぐらいですが、六五歳以上の人がすでに千人を超えている。高齢者率二六・六％、つまり四分の一以上です。今後も、高齢者の人が増えていくことはあっても、若い人たちが新たに入ってくることはほとんどないわけですね。そして、六五歳以上の単身世帯でみると、三二％にもなるんです。一人暮らしの人が。

こういう状況のところで、どう老いを支えあっていけるか、受けとめられるかと考えたときに、これまでですと、政府や行政に文句を言ってなんとか施設をつくってくれって要求することになると思います。けれど新田の人たち、自治会の高齢者の人たち自らが「新田の風」というNPO法人をつくったんです。

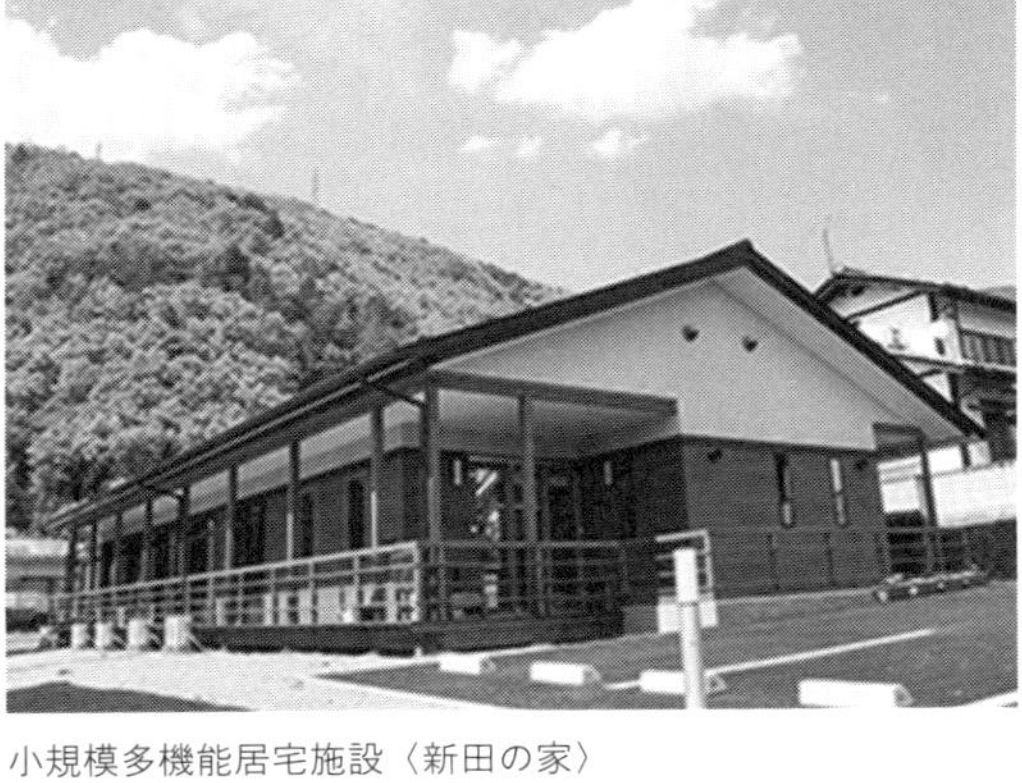

小規模多機能居宅施設〈新田の家〉

リーダーになったのが、上田市の内科医の井益雄先生（い内科クリニック院長）です。長野県というと、地域医療では佐久総合病院の活動、とくに故若月俊一医師の農村医療への貢献でひろく知られていますが、井さんは若月医師の薫陶を受けた方です。佐久地域における三六五日二四時間在宅医療体制を確立された実績のある医師です。いまは上田市でい内科クリニックを開業され、「安心して老いを迎えられる町づくり」をめざされたのです。井さんが考えたのは、医師としてやるというだけではなく、市民として地域住民の一人として引き受けるんです。そして理事長を引き受けた。住民主体で老いを迎えられる町づくりのためにこれまでの自治会活動を法人にしたんですね。

元気なうちは社会参加できるようにして、介護者が出てきたら自宅で支えられるように、同じ地域のままで支えようという、そしてやがて今度自分の番になったら世話になるという、こういう活動イメージを自ら図にされたものがあります［次頁］。施設を自宅化して利用できるようにする。そして一方では自宅を施設化する。こういう考え方で進められたんですね。

▼エンディングノート〈いのちの選択〉

ここで、新しい試みとしてすごいのは「いのちの選択」というエンディングノートです［17頁］。

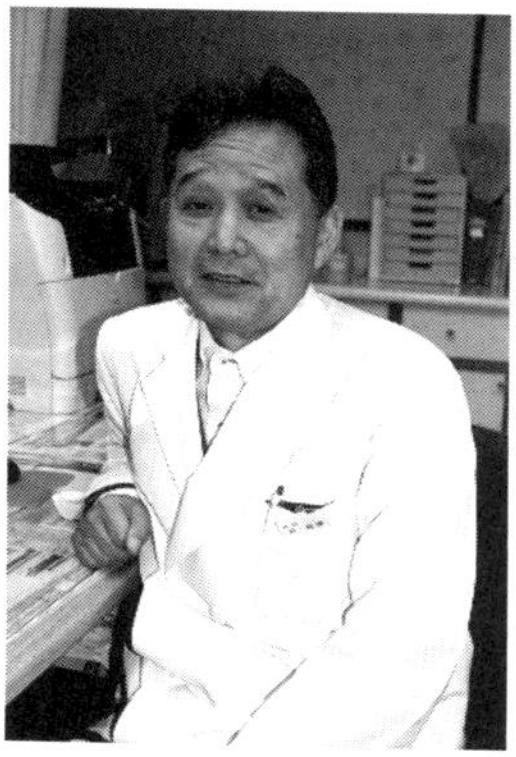
井益男医師

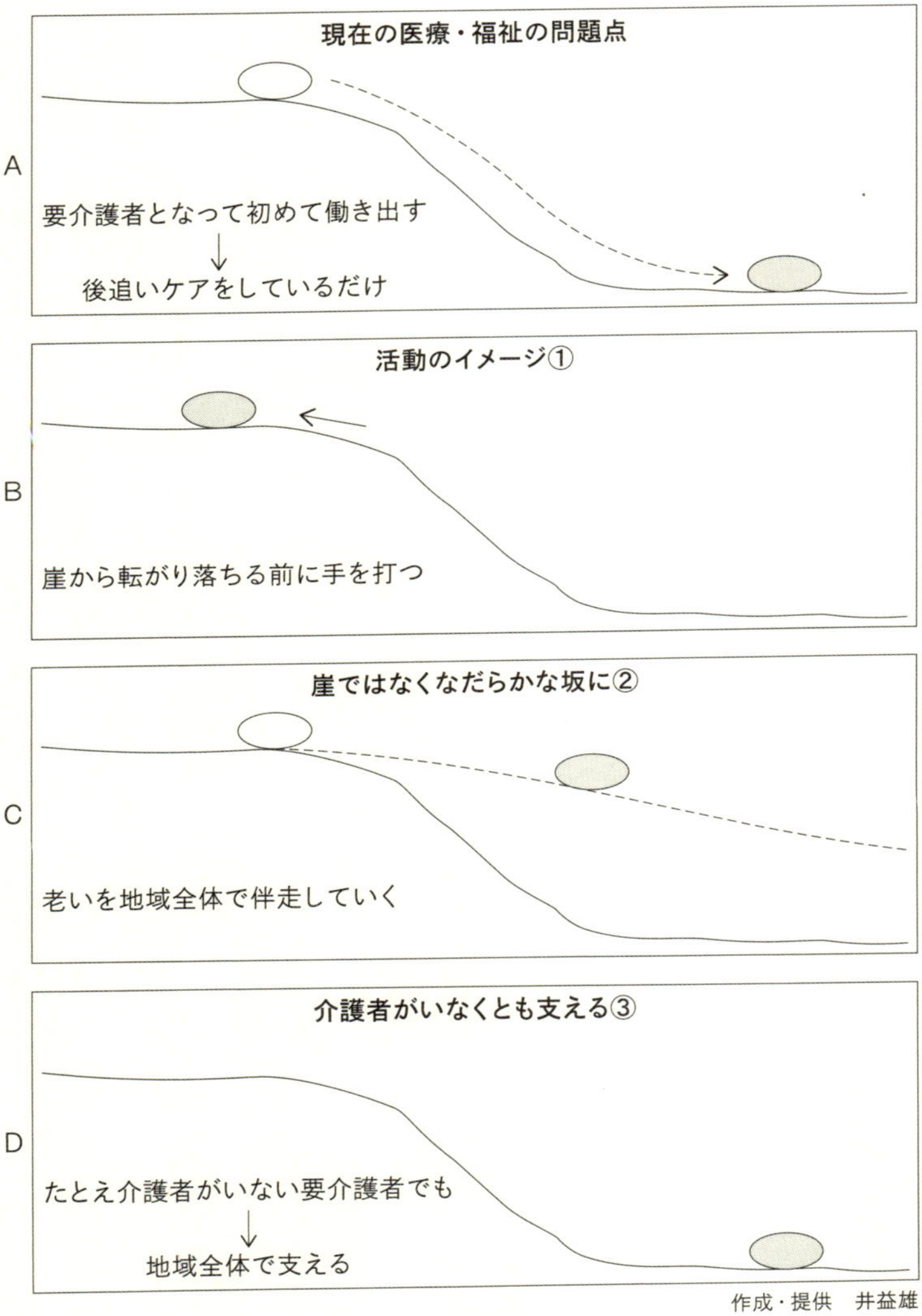

作成・提供　井益雄

老いを迎える町の活動イメージ

これはさすがに医師である井さんがいらしたから考えられたのだろうと思うんです。健康なときに、「病気になった際の意思」を示しておくのです。

例えば病名病状の告知をしてほしいか。余命の告知はどうか。終末期の医療はどうか。それから望みうる生命維持装置はどうするかとか、最期のときはどこで迎えたいか、など、○をつけなさいということです。

しかも、健康状態や気持ちが変化したら考えも変えてもいいという方針です。家族の状況とか自分の考え方が変わったときには、修正すればいいんだっていうことですね。自己決定ではないのです。

これが地域の調剤薬局に配布してあるんです。そうすると、みなさんが調剤薬局で薬をもらうときにこれを薬袋の裏に貼ってある。健康状態から方針・考え方等が家族や関係の人たちにもわかるようになっています。これは、小さいブロックの地域だからこそできる新しい試みのひとつ、ということです。

いのちの選択

健康状態等により考え方が変わった場合は
新しいものを添付しましょう

〔病名・病状の告知について〕
□本人にのみ知らせてほしい　□家族のみに知らせてほしい
□家族と一緒に知らせてほしい　□決めていない

〔余命の告知について〕
□本人にのみ知らせてほしい　□家族のみに知らせてほしい
□家族と一緒に知らせてほしい　□決めていない

〔終末期の医療について〕
□できるだけ望む　□なるべくしないで欲しい　□決めていない
□家族に任せる（家族の判断で、延命治療を打ち切っても構わない）
※終末期：生命維持の処置を行わなければ比較的短時間で死に至るであろう、不治で回復不能の状態

〔終末期での、望む生命維持処置〕
□心臓マッサージなどの心肺蘇生　□人工呼吸器　□胃ろう
□延命の措置は望まず自然死を希望する
□すでに「尊厳死宣言書」を作成した
※胃ろう：流動食などを、腹部から胃に直接通したチューブで送りこむこと

〔最後の時はどこで迎えたいか〕
□自宅　□施設および病院

作成：ＮＰＯ法人　新田の風

〔ご家族の同意欄〕

平成　年　月　日　署名捺印：

平成　年　月　日　署名捺印：

平成　年　月　日　署名捺印：

平成　年　月　日　署名捺印：

〔あなたのサイン〕

平成　年　月　日　署名捺印：

エンディングノート〈いのちの選択〉

3 ぼけても住みなれた町で暮らしたい
——福岡市「宅老所よりあい」

無条件の受けとめ

『宅老所』というのは全国各地に二〇〇〇からありますから、一般化しています。けれどお手本は一九九一年、福岡市内に「宅老所よりあい」をつくった下村恵美子さん。いまから二〇年以上前、いちはやく「ぼけても住みなれた町で普通に暮らしたい」という認知症の人たちの居場所を実現した、そこから考えたいんです。

「宅老所よりあい」。この字面をみてもらうとわかるように、宅老所の「宅」というのは、老いを「託」した施設じゃないんです。老いが受けとめられている場所、ことにぼけた人たちの日々に寄りそう居場所なんです。

「第二宅老所よりあい」の村瀬孝生さんが『ぼけてもいいよ』（西日本新聞社）という本を出された。この言葉は大きいです。いま、ぼけちゃいけない、ぼけたらどうしようという不安が蔓延しているなかで、「ぼけ」っていうとやさしい暮らしのなかの言葉です。認知症になったらどうし

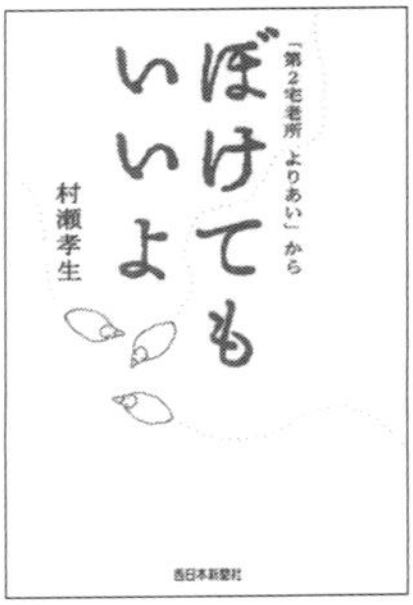

『ぼけてもいいよ——「第２宅老所 よりあい」から』
村瀬孝生著、西日本新聞社、2006 年

よう、という流れのなかで無条件に「ぼけてもいいよ」っていう受けとめ方をしているということなんです。それは認知症の人を支えるっていう発想じゃない。「老揺《たゆたい》」、これは私の言葉なんですけれども、自分の意思ではなにもできなくなった認知症の人たちのすがた・かたちを無条件に受けとめていくいのちの受けとめ方なんです。「支える」んじゃないです。

身寄りになる家

下村さんが、お寺の境内の一角を借りてスタートした「宅老所よりあい」の活動指針は次の四つです。注意してみると、ここには「介護」という概念がないのです。

①認知症高齢者を治療や訓練の対象としてではなく、自宅の延長かつ生活を変えないで迎えること
②宅老所を通じて認知症高齢者を地域社会の一員としてかかわり、町とつなげていくこと
③認知症によって生じる日常生活の障害を最小限度にして、その人らしい暮らしを保障すること
④普通の暮らしの先に自然なかたちの死のうけとめ

これは私の言葉でいいますと「介護」ではなく「身寄り」ということです。「身寄りになる」という考え方です。身寄りっていえば普通、家族のことをいいますね。身内とか。でも「身内になる」といったら間違いになる。「身」っていうのは、貝原益軒《かいばらえきけん》の『養生訓』に出てくる「五官」です。目、耳、鼻、口、手のいわゆる五感。この五感の機能を支えている体が「五官」、その姿を「身」と呼んでいます。認知症の人たちは、この「身」がくずれていく姿なわけです。この「身」に寄りそうこと。ですから身寄りになるということは家族になるということじゃないんです。身寄りになる家、老揺期に入ったら家族も「身内」という意識よりも「身寄りになる」、そういうかたちの受けとめ方がいいのではないかとおもいます。

▼〈第二宅老所よりあい〉

では、「身寄りになる家」とはどんなところでしょうか。八年ほど前に地元の支援で、新たに建った「第二宅老所よりあい」の外観と間取りを見てください。福岡市南区の閑静な住宅地（第一種低層住居専用地域、木造二階建て）にある典型的な日本の木造家屋です。

間取りを見ると、真ん中に台所、どの部屋からも見えます。そしてまわりが全部和室、畳の居

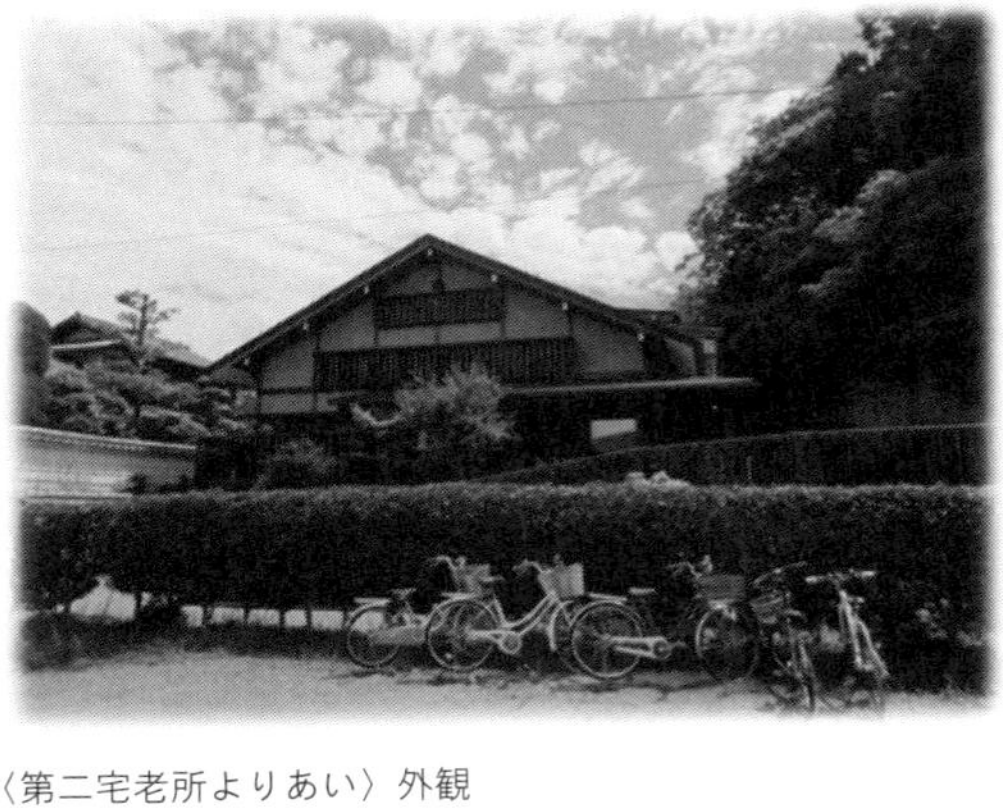

〈第二宅老所よりあい〉外観

室なんです。料理のにおいなど五感の刺激を受けることによって、生きているっていう実感をおこすというふうにできてます。

朝一〇時半頃には通いの人でほぼ居間は満杯。厨房では早くも昼食の準備が始まっています。食材のすがた、かたちや色彩、包丁の動き、煮炊きの匂いやスタッフの笑いが「よりあい」の雰

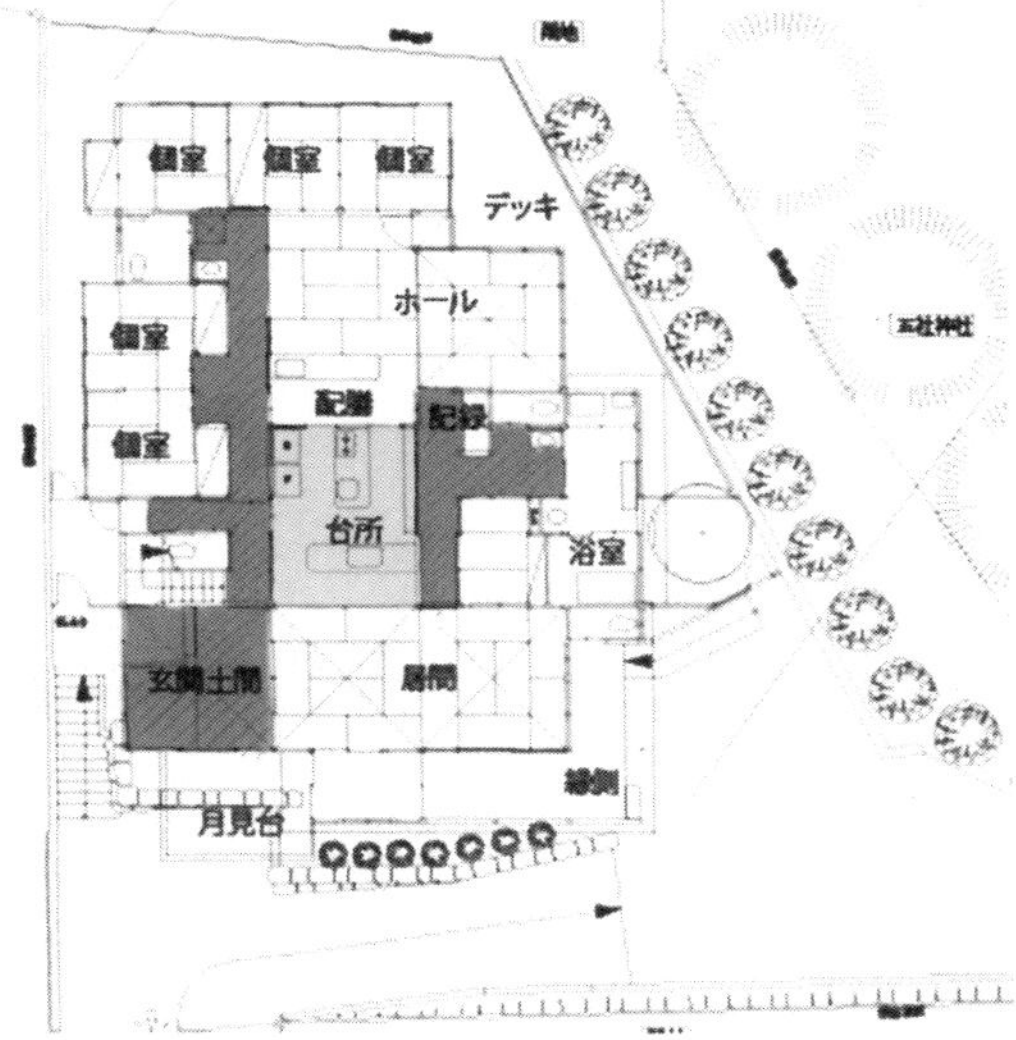

〈第二宅老所よりあい〉間取り

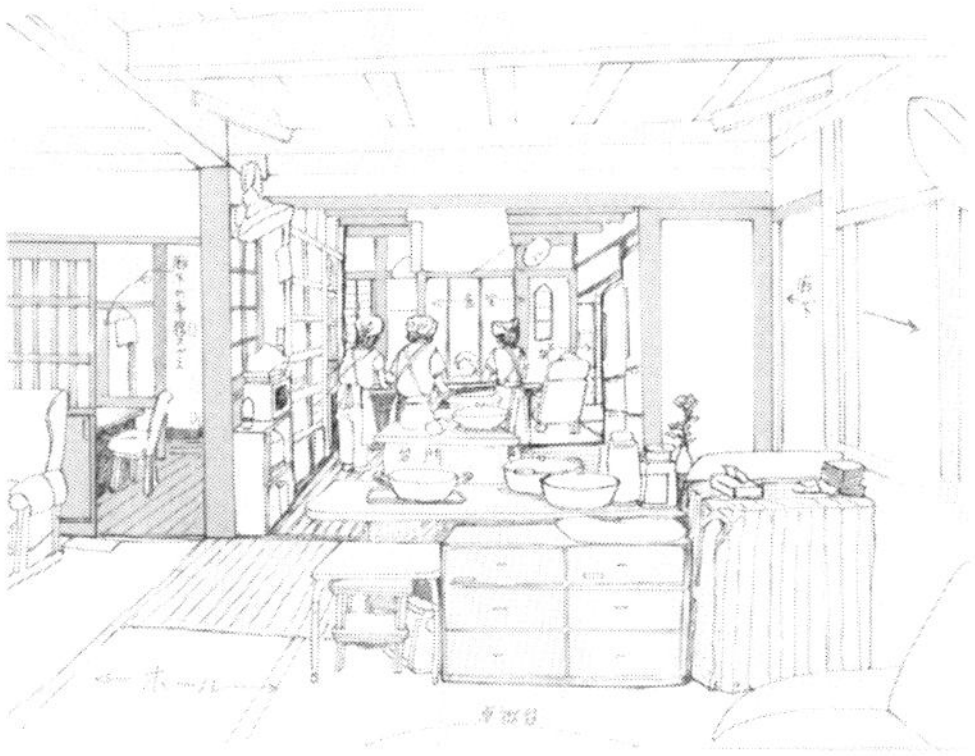
どの方向からでも見える台所

囲気をつくっていくのがわかります。畳敷きには座卓が似合い、ソファが佇まいを形づくる。イスやテーブルはなし。廊下にそって、立ち居振る舞いにあった三カ所の便所。犬と一緒にお泊まりという障子戸の四畳半個室もあった。目・耳・鼻と五感を刺激する厨房を真ん中にした間取りは画期的です。介護の考え方からはつくれませんね。

これからの時代は変わるでしょうけども、いま、八〇、九〇歳のほとんどが、長い間和室で暮らしていた、その人たちが一番馴染むところってていうのは和室なんですよ。

一見なんでもないことのようですが、例えば洋室でテーブルがあって椅子に座りますね。するとテーブルの人から見ると、和室で寝っ転がっている人はとても卑しく見えます。椅子の生活をしているとそうなるんです。畳敷の暮らしになりますと、人は膝を折って両手をついて挨拶しますね。それを椅子の上からみたらとても卑屈にみえてしまう。こういう時代に、あえてわざわざ、この間取り——和室をつくったっていうことです。つまり、自宅ではない、在宅っていう居場所なんですね。これはすばらしい考え方だと思います。

実際にこういうかたちで、たくさんの方がいらっしゃいます［右下］。21頁のイラストはその

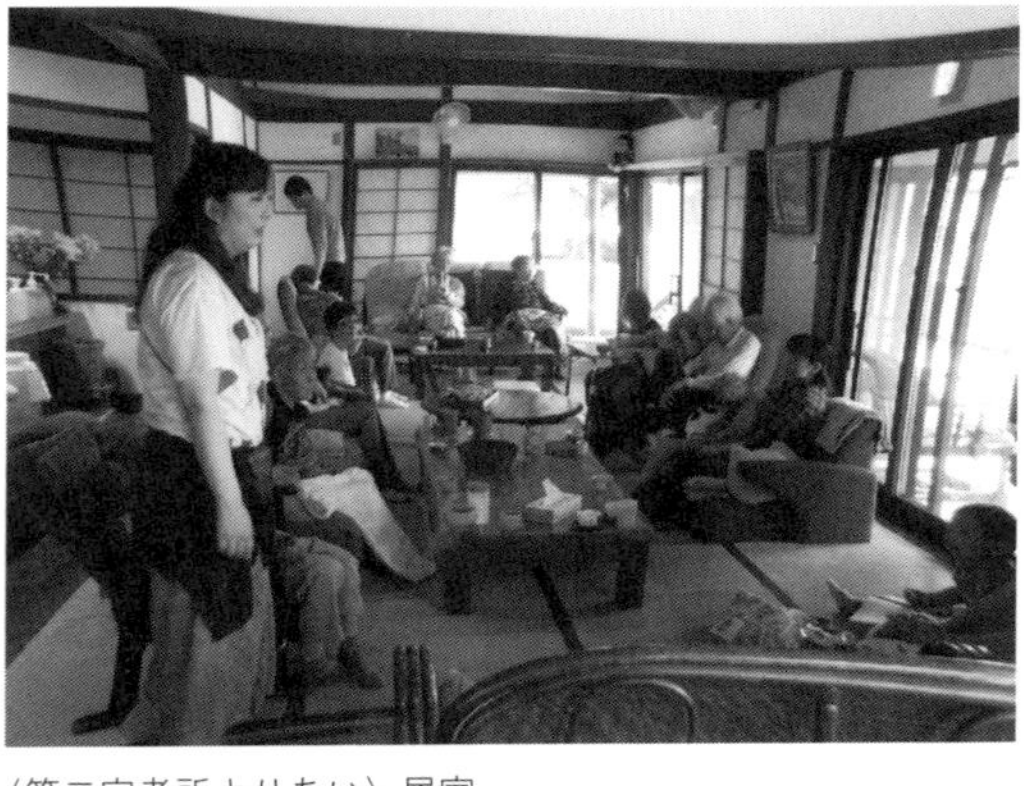

〈第二宅老所よりあい〉居室

台所ですが、どの方向からでも台所が見えるようになっています。開口部になっていて閉じられていません。介護施設なら食事といえば、どこかで作ったものを持ってきて食べさせますね。でも、ここは、そうではないんです。食事の時間になると、料理をつくっている、その匂いもわかるところに、みんながいるんです。

こういうケアの発想は、制度ではできないんです。フォーマルに「支える」なんていう視点からは絶対発想できない。インフォーマルな目線、生活の目線、お年寄りと一緒に暮らしている目線から導かれたものです。

4　ホームホスピスのムーブメント
——宮崎市から「かあさんの家」のつくりかた

一人暮らしからとも暮らしへ

「病院で死にたくない、家で死にたい」という切実な声に応えようと手を差し出しているのが〈在宅ホスピス〉です。『在宅ホスピス物語』の著者でもある、在宅医二〇年の二ノ坂保喜さんによれば、患者さん本人に「自宅で過ごしたい」という意思があり、家族の了解と支援があれば、問題はないわけです。

ところが、在宅ホスピスは必ずしも「家に帰る」「家で死ぬ」というプラスイメージで受けとられるとはかぎりません。行き場がないままに「帰される」という、むしろマイナスイメージが付加されている現実もあったりします。がん難民とか、老老介護に独居老人という名称で呼ばれてきた人たちへのホスピスサポートという課題です。

▼ホームホスピス〈かあさんの家〉

それに応えてくれる活動に、既存住宅、空き家を活かしたホームホスピス「かあさんの家」があります。

一〇年前、九州の宮崎市で立ち上がったホームホスピス「かあさんの家」は、いまではその仲間が九州に五、関西に七、関東をはじめ東北の秋田など、計二三カ所、日本列島を北上しながら確実に全国に根付こうとしているのです。先ごろ、その実績に新たな指針を加えた一冊『暮らしの中で逝く』（木星舎）が出た機会に、宮崎に推進者の市原美穂さんを訪ね取材をさせてもらいましたが、「かあさんの家」はわが国の風土から生まれ、根付いてきたことがわかります。

先ごろ一〇周年を迎え、各地に広がる運動の中で最大のテーマは「ケアの質の担保」だということでした。近年、賛同者はたしかに増えたけれど、「かあさんの家」とか「ホームホスピス」の看板を掲げて、うっかりすれば高齢者向けの貧困ビジネスすれすれのものまで登場するようになった。つまり、「ホームホスピス」は思いつけばすぐに看板ができる、そんな危うさもあるのです。そこで全国ホームホスピス推進委員会をつくり、あらたに『ホームホスピス「かあさんの家」のつくり方』の理念を公開し、その活動も「ホームホスピスかあさんの家」として商標登録されたのでした。

その理念は、ざっと大きく分けると次の五つ。整理してあげてみます。

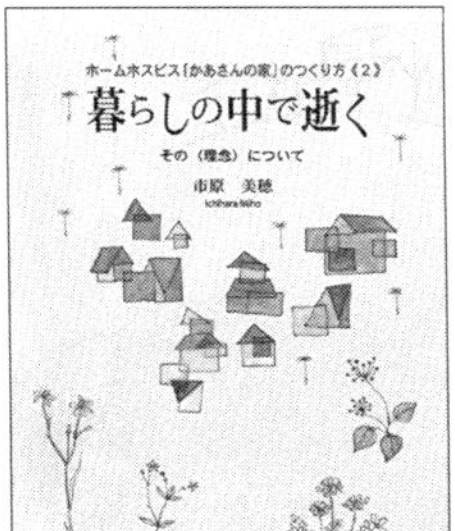

『暮らしの中で逝く――その〈理念〉について』
市原美穂著、木星舎、2014年

第1　住まい　既存住宅、空き家を活用する。地域住民に馴染みの環境であること。
・以前は診療所があった家を改装したもの（兵庫県神戸市・神戸なごみの家・雲雀ケ丘）
・田園地帯で敷地内に納屋がある典型的な農家の家屋（熊本県熊本市・われもこう）
・広い敷地に七〇坪の畑のある古民家（福岡県久留米市・たんがくの家）
第2　暮らし　一軒あたり五人の小規模であること。
・ともに暮らす住人同士のつながりができること。
・本人の希望を支え、本人のもてる力に働きかけること。
・家族の意思を尊重すること。
第3　看取り　生活の延長線上にある自然死の尊重。家族の看取りを支える。
・家族の出入りが自由で、泊まることもできる。
・エンゼルケア（死後の処置）を一緒に行う。
第4　連携　地域の社会資源を利用し、様々な職種と連携していること。
・ケアプランには、フォーマル、インフォーマルが混在する。
・かかりつけ医と訪問看護サービスが導入されていること。
・家族もチームの一員であり、家族の力を奪わないようにすること。
第5　地域づくり　地域住民との連携、日頃からコミュニケーションをはかる。

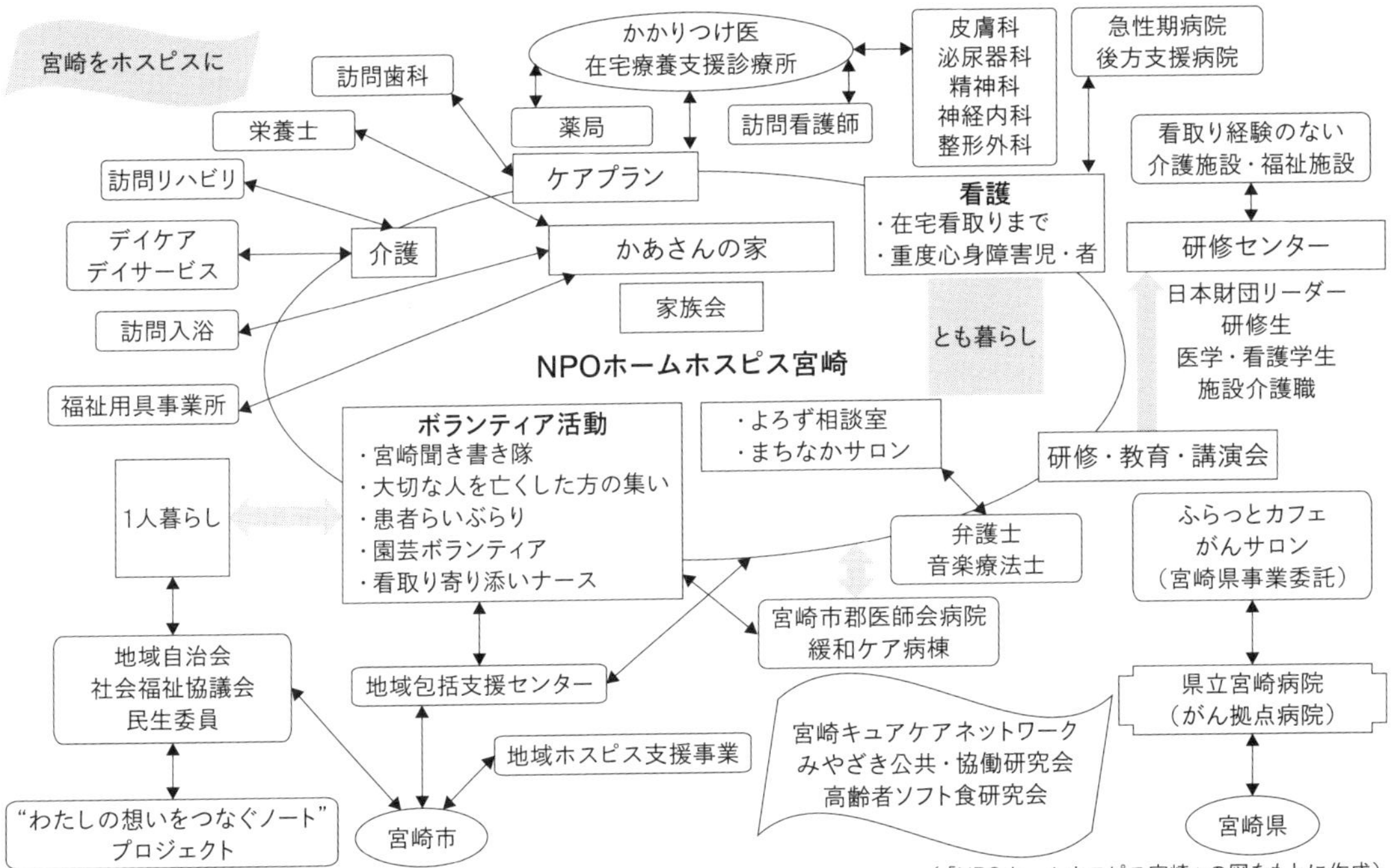

（「NPOホームホスピス宮崎」の図をもとに作成）

ホームホスピスのムーブメント　地域の社会資源活用と多職種との連携

・地域の「看取り文化」の継承とコミュニティ医の再生をめざす。
・実習生や研修生の受け入れとボランティア活動。

ホームホスピスのムーブメント

ホームホスピスは一家屋に定員五人をゆずらないのです。五人の入居者にはヘルパー五人、日中は二人、夜間は一人の二四時間交替制で入居者の毎日を支え、入居者には別々のケア・マネージャーがついていています。制度の制約にしばられたくなかったのです。お年寄りや重篤な病いをもつ人が住む小さな「家」であることが大事だったのです。そこを基点にして医療・看護・福祉が地域のなかで有機的につながり展開していくことを目指したのです。これが大きな特徴で、それを「ムーブメント」と呼んでいます。

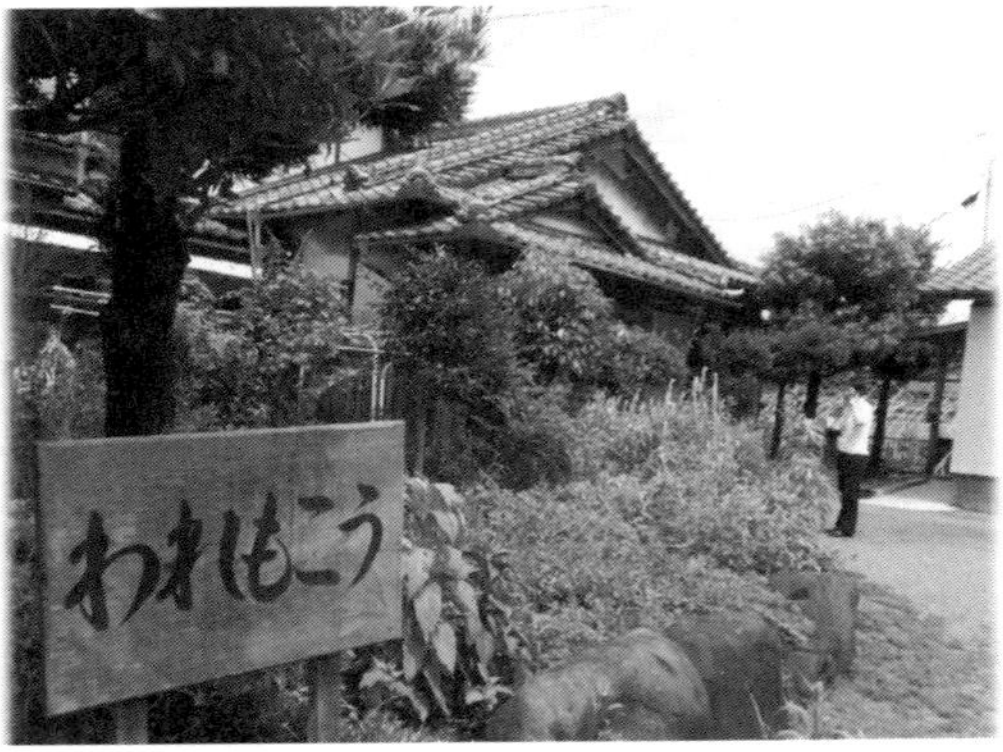

ホームホスピス〈われもこう〉

▼ホームホスピス〈われもこう〉

たとえば、熊本市郊外の肥沃な農村地帯の集落にある農家の一軒を借り受けてたちあがったホームホスピス「われもこう」があります。どこから見ても施設ではなく一階の「家」です。地域看護の研究者でもある代表の竹熊千晶さんは「これが私の『のさり』です」というのです。「のさり」とは熊本のことばなのですが、「(あたえられた状況を) 自ら担う」という思いが詰まったことばで、水俣あたりでは大漁でも「のさった」、台風の被害にも「のさった」。認知症が進んだお姑さんを看るお嫁さんも「のさりだから」とすすんで世話をしていく。「のさり」とはどんなことがあっても逃げない、熊本の精神風土から醸成された引き受け方・受けとめ方。のさり文化が、ここではホームホスピスの指針にもなっているのです。

二階に住み、一階を「かあさんの家」として提供している大家さんもまた「のさった」というのです。庭に面した部屋の鴨居にそって戦前からの大家さんの家系が見て取れる写真・肖像画が並んでいます。床の間の脇には仏壇もあり、入居している人は朝晩に合掌することもある。この佇まいが、施設ではない家のかたちであり、人をなごませるホームホスピスなのです。

高齢者の尊厳の保持を謳った行政のいう「地域包括ケアシステム」では〈自助・互助・共助・公助〉が声高に連呼されていますが、これら地域の地道な「身寄りになる」試みは、間違いなく市民ホスピスへの歩みの一歩になっているといえますね。

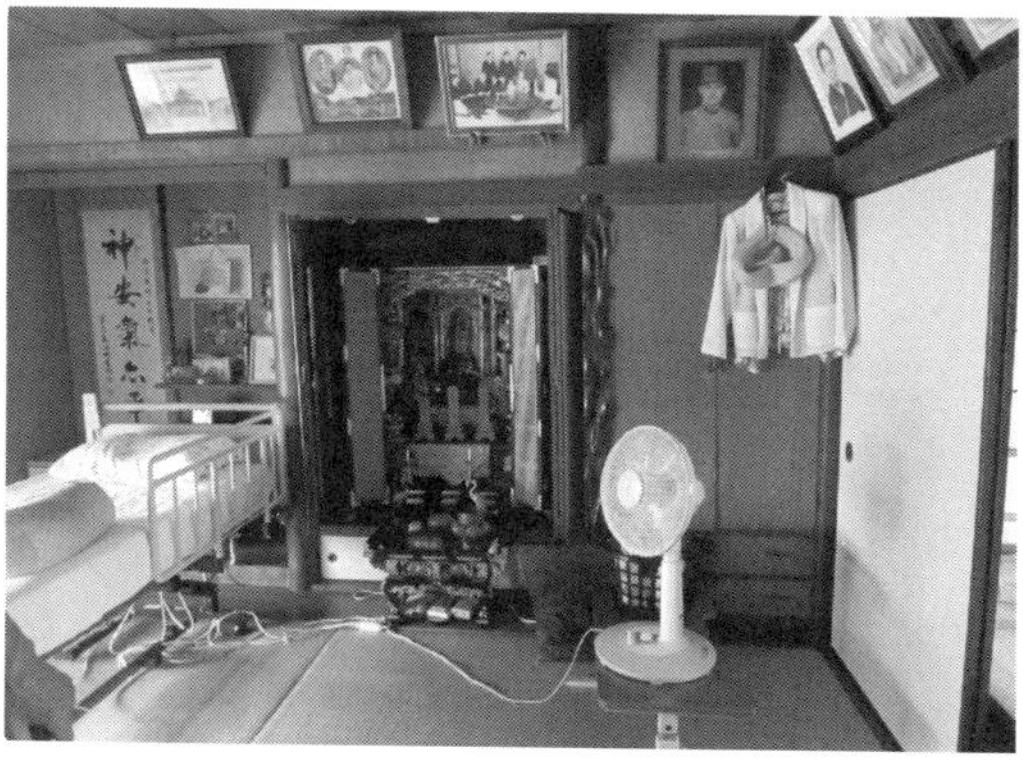

〈われもこう〉室内

5　病院でも在宅でもないナラティブホーム
――富山県砺波市の「ものがたりの郷」

地元で最期を迎える

紹介するのはチューリップで有名な富山県砺波市にある「ナラティブホーム」の「ものがたりの郷」です。この名称は「家庭のような病院を　人生の最終章をあったかい空間で」という地元の医師佐藤伸彦さんの願いと構想からうまれたものでした。

〈ものがたりの郷〉富山県砺波市（人口約五万人）
病院・病棟ではなく施設でもない。「家庭のような病院」（佐藤氏）二〇一〇年四月開設。
病院に隣接した平屋建ての賃貸アパート一五室。洋室九畳にキッチン・バスつきの約二五平方メートル。
スタッフは常勤医二名、非常勤医一名。看護師九名、介護福祉士八名等全二六名に診療補助犬一匹。二四時間三六五日対応。

ナラティブっていうのは日本語でいうと物語。ではなぜこの「ものがたりの郷」っていうふうになるのか。病院や自宅ではなく、地元でさいごを迎える人たちをどう受けとめ支えるのか。「ものがたりの郷」は「がんにかぎらないホスピス、だとおもってください」というのが佐藤さんの答えでした。人生の最後は、たとえ大きな病気であっても、患者として亡くなるのではなく、その人らしい物語られる人生のさいごであってほしいということでした。

「ものがたりの郷」があるのは、砺波駅からすぐ近くにあるＪＡのマンションの一階、ものがたり診療所の病室と見まがう、隣にあるんですね。

その隣とは、賃貸アパートの一五部屋。診察室の扉をちょっとあけるとすぐに病棟ではなく、アパートの一五室がある。うっかりすると病棟、病室かと思いそうですが、病室ではないんです。

いま地方には一人暮らしの患者さんがたくさんいます。佐藤さんは砺波平野農業地域で診療所の出張所をはじめ、ひろく訪問診療もされている。

それでもいざなにかあったときにいつでも対応できるように、不動産業者に頼んで、診察室の隣にアパートを作っちゃたんです。そして、いつでも医療・看護・介護のスタッフが「ものがたりの郷」

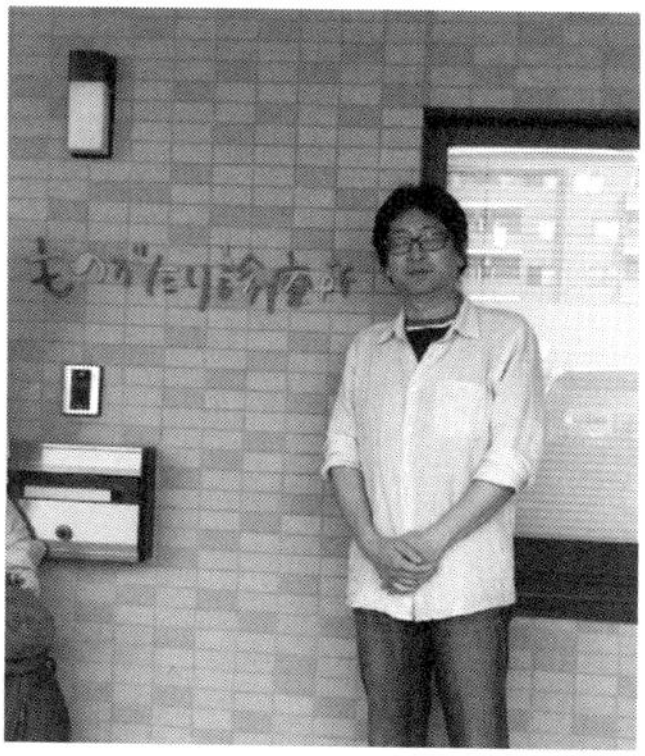

〈ものがたり診療所〉の佐藤医師

を訪ね、息を引きとるまでかかわるというものです。

「ものがたりの郷」は、洋室九畳にキッチン、バス、トイレつきの二五平方メートル。一見病室のようにみえますがそうではない。そういったところが一五部屋あるんです。本当に困っている人たち、重度の障害をかかえている人、一人だと不安だという人たちに入居してもらい、もちろん家族の人も自由に寝泊まりできるわけです。

佐藤さんは、この「ものがたりの郷」について、はっきりと「在宅でも病院でもない第三のあり方」を提唱しています。個室だから家族が寝泊まりできる、プライバシーが守られた「自宅」。そこへ訪問診療、訪問看護をする。もうひとつ、「私たちは看とるということばは使いません。看とるなんていうのはおこがましい。あくまでも本人とご家族が中心です」。「私たちはさいごまでその人の生活を支え、生き切ることを援助するのが仕事」、「スタッフは、さりげない第三者であれと伝えています」。

エビデンスからナラティブへ

いま医療というのはみんなエビデンス医療と言われますね。病気に対して現代医療はエビデンス、つまり科学的根拠にもとづいた医療。

エビデンスからナラティブへ

・EBM（エビデンス・ベイスト・メディスン）
「根拠」や「統計」「科学性」に基づく医療。
疾患名に基づいた医療。疾患（disease）が対象。病歴

・NBM（ナラティブ・ベイスト・メディスン）
病い（illness）を語る病人が主役。患者の「ものがたり」に沿った医療。
障害や高齢者介護、終末期ケア等。

・病い（illness）は患者が医師のもとを訪ねるまでのものである。
・疾患（disease）は受診のあと、患者が帰途についたときのものである。

病院に行きますと、熱があっても「まず検査しましょう」となります。そして病名がついてはじめて治療する。これに対応するのがナラティブです。ナラティブ・ベイスト・メディスン。

ナラティブっていうのはどういうことか、「病い」と「疾患」の違い、病人と患者の違いで説明するとわかりやすいかもしれません。

「病い」というのは「今日は熱があるなー、会社行くのやめよう」といったように、どうもはっきりしないなあとグズグズして、休んで寝るという状態です。それを、ふつう僕らは大声で疾患（disease）だとはいわないで「病い」（illness）といいます。

とりあえず、病院に行くと「患者」になっちゃうんです。病名をもらうんですね。「疾患」（disease）になり、薬をもらう。そうすると「私はナントカ病だ」と、つい患者生活になってしまう。あらためて私たちは医療社会で暮らしていることに気づきます。

病院に行くと病名をもらい、患者の生活があたりまえに日常化していくんですね。

本来、自分が自分であるということは、あくまでもこのナラティブなんですね。自分のことを自分で物語る存在だし、他の人からも物語られる存在です。いまの医療というのは、全部エビデンスなんですね。たしかに疾患だったらしっかりエビデンスに基づいた治療をしてほしい。私たちもそれに合わせて患者生活になっていきます。

ところが、ナラティブホーム「ものがたりの郷」にいる人たちは人生の残りの時間が少ない。できることなら、その人らしい居場所になってほしい。自分で自分を物語る力がある。それがその人の存在なんですね。そういう人たちのケアができる、脱病院であり脱施設の部屋ということになります。

ナラティブホームというあり方

いま脱病院という終末期ケアの方向は、先ほどとりあげたホームホスピス「かあさんの家」のような方向と、それからもうひとつは、その人自身の生き方っていうものに寄り添っていく、受けとめていくナラティブホームというあり方がみえます。「ものがたり」っていう言葉で流行りはじめるという誤解されますけども、これの発祥がじつは佐藤さんが所長の「ものがたり診療所」なんです。

いま、比較的若いお医者さんたちがこの佐藤医師の考え方に共鳴して、盛岡では「ものがたり診療所・盛岡」が、さらに、東北から北海道あたりで、同じ「ものがたり診療所」を掲げて連携をとりあった活動がはじまっているようです。

▼ナラティブシート

さらに「ものがたりの郷」の性格が引きだされたのが、患者のカルテを「ナラティブシート」にかえられていることでした。

カルテとはドイツ語で「カード」、日本語では治療記録。医師法でも患者の診療をした際は、その経過をのこすことは義務づけられています。看護記録もその一部とみなされます。簡略化した例を『ナラティブホームの物語』（医学書院）からあげてみると、「――のどが痛い、咳がでる、体温は38・0度、咽頭の発赤、扁桃腺の腫大あり…」となり、まさにEBMにそった患者の症状把握ということになります。看護記録でいえば、食事に排せつ等の記述がならぶことになります。それがナラティブシートになれば、患者の姿は、さらに人生の物語のひとこまとして、ときには会話とやりとりをそのまま記して、家族との生活記録にもできる。その人のナラティブの記録です。

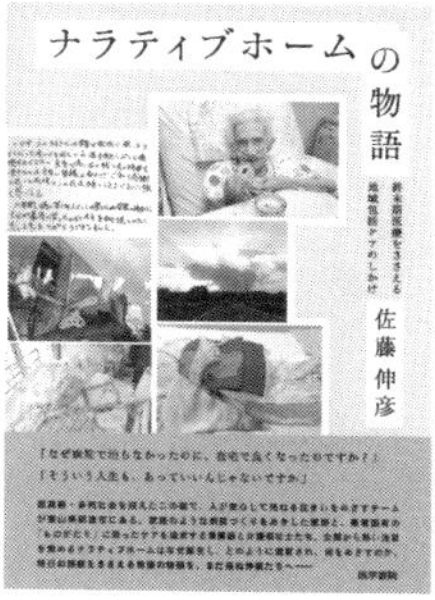

『ナラティブホームの物語――終末期医療をささえる地域包括ケアのしかけ』
佐藤伸彦著、医学書院、2015年

――誕生日、いくつになりましたか。

「わからん」

――八十六歳ですよ。

「ほんまけ。いい年やね。満で八十八やろ。数えで百や。百まで生きなん！」

佐藤医師は「認知症の人は、自分のアイデンティティというものにも必死なのがわかります」、ここにも「身よりになる」といういのちの受けとめがあるということですね。

いのちに触れあうこと、受けとめ手になること

急ぎ足で四つ紹介してきましたが、今日の私の話は、ここに落ち着くわけです。ホスピスというのは長寿の時代に出現した、「いのちの受けとめ手になる」という試みのなかにあると考えたからです。

実は「いのちの受けとめ手になる」ということばがおもわず口をついて出たのは、二〇一一年の三・一一の東日本大震災のときのことでした。たくさんの方が被災地にボランティアに行きま

した。その姿をテレビで見ていたときのことです。

映像では、背中だけでわからなかったんですけど、炊き出しでカレーライスを盛り付けている人が「このカワイソウを分けてもらわないと生きていけない」ってつぶやいていたんですよ。「このカワイソウ。みんなのカワイソウを分けてもらわないと、これから生きていけないんだ」ってひとりごとを言ってるんです。よくみたら俳優の杉良太郎さんなんですね。このエピソードをあるところで話したのですが、「それはスタンドプレーでやったんだ」っていう人もいましたが、ぼくはそうは思いませんでした。仮にそうだったとしても、この言葉はすごいと思いました。いのちの受けとめ手っていう問題はこういうことだなってことなんです。

支えるっていうことじゃないんですね。その人たちの思いを受けとめるんです。受けとめ手になるということ。そのことによってはじめて、支えるという一歩を踏み出すことができる。こうした足場から市民がホスピスへの道を拓くにちがいない、そう思ったのです。

Ⅱ

ホスピス医二五年——いま考えること

山崎章郎

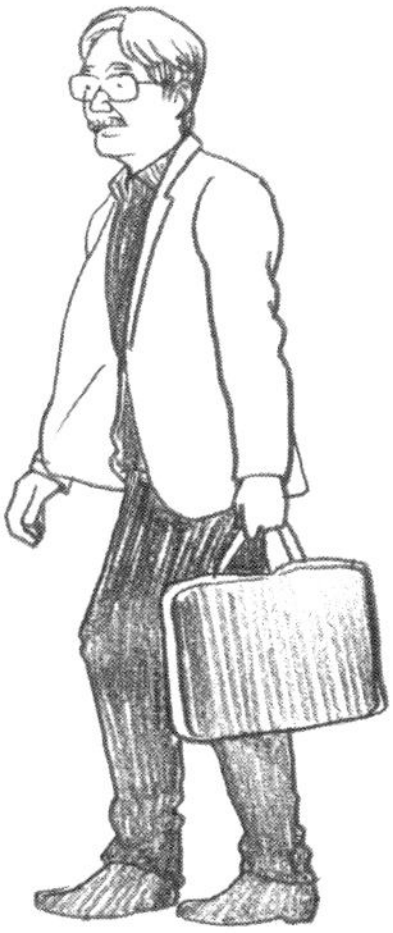

1　ホスピスケアへの道のり

人生観が変わる出会い

今日は「ホスピス医二五年　いま考えること」というタイトルで、お話ししたいと思います。私はまず外科医として一六年勤めましたが、その間に一般病院での終末期医療に様々な課題を感じるようになりました。そしてホスピスでの仕事を求めまして、一九九一年から桜町病院のホスピスで仕事をするようになりました。一四年ほどそちらで仕事をして、二〇〇五年からは東京都小平市で在宅ホスピスケアに取り組んでいます。結果約二五年ホスピス医として仕事をしてきたことになります。そのような経過を通して、私がいまホスピス医として考えていることを、みなさんと共有できればと思っております。

私が日頃、臨床の現場にいてつねづね考えていることは、次のようなことです。

人は、誰でも、その思いを受けとめる、真に拠り所となる他者が存在すれば

どんな人生の危機的状況でも人間らしく、自分らしく生きていく
「ちから」を、持っている

これが、私が二五年の時を経て、いま確信していることです。そしてこの確信に基づき日々の臨床に携わっていることになります。もちろんこういう確信を得るまでには様々な変遷がありました。

私の人生観が変わったのは、アメリカの精神科医、エリザベス・キューブラー・ロスさんの『死ぬ瞬間』という本との出会いでした。一九八三年のことです。そのとき私は船医として南極の海底地質調査船に乗っていました。南極海で読んだ『死ぬ瞬間』によって終末期医療の在り方に対する考え方が変わり、それから五年後にご本人とお会いする機会がありました。この写真は〔次頁〕一九八八年二月のもので、いまから二七年前のものです。キューブラー・ロスさんの隣にいるのは「大和・生と死を考える会」にも関わりの深いアルフォンス・デーケン先生です。

この年の二月にアメリカのホスピスを視察するツアーがあり、そのスケジュールのなかにキューブラー・ロスさんとお会いできるというプログラムがあったもので、私は自分の人生を変えてくれた人でしたので、ぜひお会いしたいと思い、ツアーに参加し、様々な話を直接彼女から聞く

ことができました。この写真では三人で話しているように見えますが、実はこのまわりに二〇数名のツアーの一行がいます。

ケアが足りない

キューブラー・ロスさんと対話するなかで、私どものツアーに参加していた医療関係者の人から、「自分が関わっている患者さんたちのなかにときどき安楽死を望む方がおります。その方とどう向き合ったらいいでしょうか」という質問が出ました。すると彼女は「それはみなさんのケアが足りないからです」と答えました。

それを聞いて「なるほど」と思ったわけです。じゃあどうしたらいいんだろう、となりますが、それに対しキューブラー・ロスさんは「全人的苦痛」ということを説明してくださいました。

安楽死を望むような状況に置かれている人たち、例えばがんが進行して治らなくなってくる、いわゆる末期の状態になっている人たちというのは、当然身体的な苦痛を抱えています。身体的苦痛というのは、がんによる身体の直接的な痛み、それから衰弱による日常生活の破綻などです。そういう方たちは当然のことながら社会的な様々な困難にも直面しているので社会的苦痛も感じ

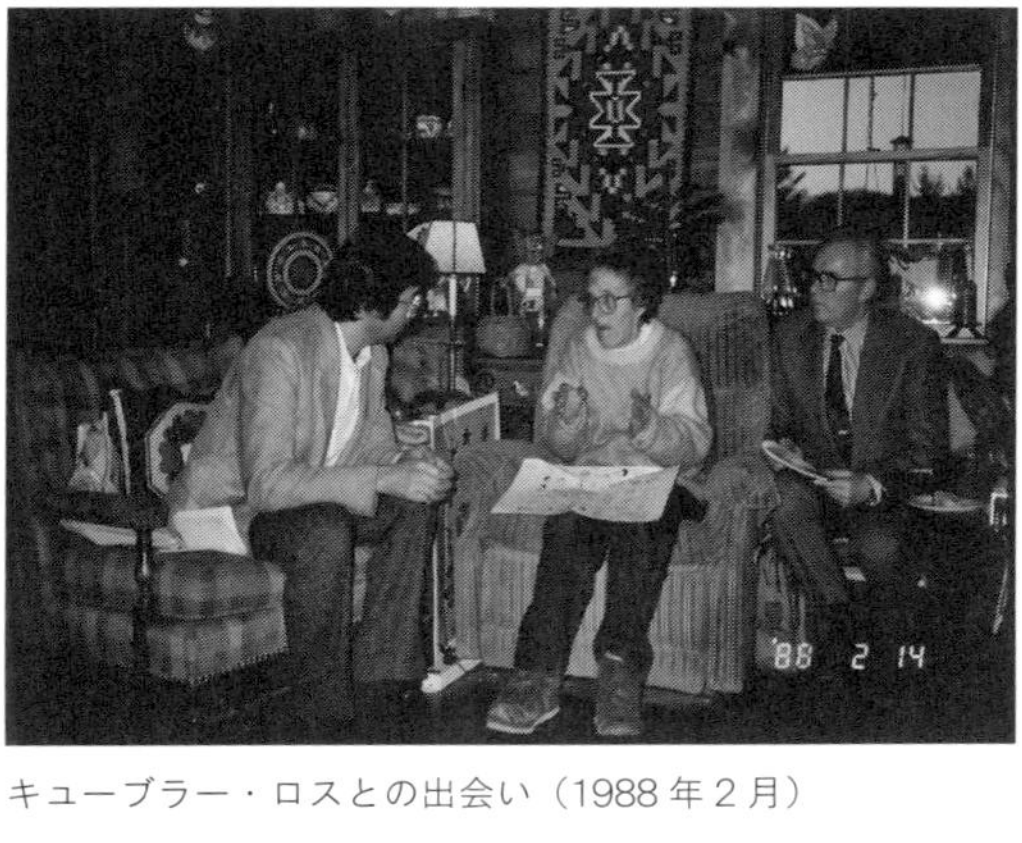

キューブラー・ロスとの出会い（1988年2月）

ています。そして身体的苦痛、社会的苦痛を抱えながら生きていく人たちには、また様々な精神的、心理的苦痛もあります。こうキューブラー・ロスさんは説明してくださいました。このへんまではよく理解できるところです。

「そしてもう一つスピリチュアルペインというのがありますよ」と彼女はさらに説明しました。

〈全人的苦痛〉
・身体的苦痛
・社会的苦痛
・精神的苦痛
・スピリチュアルペイン（宗教的苦痛）

このとき同行した通訳が「スピリチュアルペイン」を「宗教的苦痛」と訳しました。そこでまたわれわれのツアーの一人が「日本は宗教的背景が薄い国なんですけれども、そういう国で宗教的苦痛に向き合うには、どうしたらいいんでしょうか」という問いかけをしたところ、キューブラー・ロスさんは、動じず「何の心配もありませんよ。みなさんは身体的苦痛、社会的苦痛、精神的苦痛、この三つの苦痛にしっかり向き合ってください。そうすると四つ目の苦痛は自然に癒されます。だから大丈夫なんですよ」と言ってくださいました。それを聞いて「そうか！」と非常に納得しまして、それならば、われわれにもホスピスケアは取り組めるんだというふうに考えて帰国しました。

「生きている意味がない」

先ほども述べましたように、私はいまから二四年ほど前の一九九一年一〇月に、外科医から桜町病院のホスピスに転身しました。ホスピスでは一般病棟ではできなかったことがたくさんできるようになりました。すなわち、患者さんたちの苦痛をしっかりと取ること、患者さんたちに嘘をつかずにしっかりと病状の説明を行ない、現実を共有して、そしてその上で患者さんたちが限られた人生のなかで望んでいることをサポートするといったことに、チームとして取り組むことができたのです。

そのようななかで患者さんたちも精一杯生きることができたのではないかと思いますが、それでも肉体の衰弱は止められません。精一杯生きてきた方たちも、亡くなる二、三週間前になると急速に体力が落ち、トイレに行くことも難しくなり、ベッド上でオムツをつけなくちゃいけないというような状況に直面することがあります。

そのような状況になりますと、患者さんたちはこうおっしゃいます。「私は、この病気になってから悔いのないように生きようと考えて精一杯生きてきたし、十分生きてきた」と。

「でも、こうやってもう間もなく死んでいくであろう自分がオムツをつけてまで生きなければならない意味はあるのか」と自問自答し、そして周囲にこう言います。「これでは生きている意味がない……」。だから「早く終わりにしてほしい」と。

キューブラー・ロスさんは「三つの痛みにきちんと向き合えば四つ目の苦痛は自然に癒されます」といったけれども、患者さんからこのような具体的な言葉が出てきたときに、その具体的な言葉に対して、どう応えたらいいのかということは、大きなテーマになりました。

そこでスピリチュアルペインということについて、あらためて学ぶ必要が出てきたのです。もちろん、それまでも様々に学び、自分なりに試行錯誤しながらやってきていましたけれども、いまひとつつかみきれないところがあったということです。

2　スピリチュアリティという視座

直面する様々な苦しみ

三年ほど前に『看護に活かすスピリチュアルケアの手引き』（青海社、二〇一二年）という本が出ました。この本の帯に「理論とエビデンスに基づいた臨床のスピリチュアルケア・テキスト」、そして、「ケア計画から実践まで、一〇年をかけたスピリチュアルケアの知見の集大成」とあります。そしてこの本の冒頭には、このように書いてあります。

スピリチュアルペインとは

・人生の意味・目的の喪失
・衰弱による活動能力の低下や依存の増大
・自己や人生に対するコントロール感の喪失や不確実性
・家族や周囲への負担
・運命に対する不合理や不公平感

・自己や人生に対する満足感や平安の喪失
・過去の出来事に対する後悔・恥・罪の意識
・孤独、希望のなさ、あるいは死への不安
といった様々な苦しみであると言われている。
（田村恵子、河正子、森田達也編『看護に活かすスピリチュアルケアの手引き』青海社より）

「人生の意味や目的の喪失」とは、なぜ生きているのかがわからなくなってしまったりすることです。それから「衰弱による活動能力の低下や依存の増大」とは先ほどもお話ししましたように、がんなどが進行して衰弱してくると、様々なことを誰かに依存しなければならなくなってくるという状態に直面することを意味します。それから「自己や人生に対するコントロール感の喪失や不確実性」ですが、これは自分でその困難な状況のなかでどうしていいかわからない、どう生きていけばいいかわからないという問題です。あるいは「家族や周囲への負担」。家族やみんなに迷惑をかけてまで、これ以上生きる意味がないと感じることも、まれではありません。また、何も悪いことしてこなかったのになんで私がこんな病気になってしまったんだろう、なんでこんな思いしなくちゃいけないんだろう、という「運命に対する不合理や不公平感」も起こってきます。そして「自己や人生に対する満足感や平安の喪失」ですが、そのような状態ですから、平安な気持ちでいることはなかなか難しいことです。そして「過去の出来事に対する後悔・恥・罪の意識」。

これについてはチャプレンの沼野尚美さんもおっしゃっていることですが、つまり人は亡くなる前にしておかなくちゃいけないことがいくつかあります。そのひとつは感謝です。周囲の人々へ「ありがとう」ということですね。

あるいはいままで生きてきた間には死ぬ前にどうしても謝っておかなくちゃいけないということもあるでしょう。感謝をし、謝罪をし、そしてどうしても許せない人がいるかもしれませんが、その人たちに対する許しというものも必要になってきます。

それらのことがずっと心に残っていることもまた、その人にとって生きる意味を見失わせてしまうことにもなるからです。次には「孤独、希望のなさ、あるいは死への不安」ですが、死を前にしてひとりぼっちであることを実感し、孤独になったり、そのような状況では、希望がまったく見えなかったり、当然死んでいくことに対する不安が出現することもまれではありません。

「スピリチュアルペイン」はなぜ「スピリチュアルペイン」と表現されるのか

先ほどご紹介した本は、スピリチュアルペインというものは、いまお話ししたような状況のことを言うんですよ、ということを出発点としているわけです。そして「スピリチュアルケアとは、スピリチュアルペインをケアすること」(『看護に活かすスピリチュアルケアの手引き』)なんだと言っています。

以上のようなスピリチュアルペインとそのケアに対する説明がすんなり入ってくる人もいるかもしれません。そしてすんなり入ってきた人にとってはこの本は問題なく読める本になります。けれども、私にはすんなり入ってきませんでした。私はこの冒頭の説明のところでつまずいてしまったんです。

私のつまずきは、「このような状態を、なぜスピリチュアルペインという言葉を使って表現するのか」という疑問でしたが、この本の答えは、こうです。

「それらは、『そう言われているから』だ」。

つまり「こういう状態はスピリチュアルペインと言われている。だから、スピリチュアルペインなんです」ということですが、私は「?…!…?…」と、こうなってしまったわけです。「それらは『そう言われているから』だ」という答えは、私の求めている答えではないわけです。そこで私は自分自身でこの言葉の意味を深めてみたくなったというわけです。

四つの苦痛

図1は、現代ホスピスの母と言われ、イギリス・ロンドンのセント・クリストファー・ホスピスを創設したシシリー・ソンダースさんによる「全人的苦痛の理解」という概念です。これは先

ほどのキューブラー・ロスさんが説明してくれた「全人的苦痛」と同じことですが、末期がんの患者さんたちのように、命が脅かされるような状況にある人たちは、「身体的苦痛」、「社会的苦痛」、「精神的苦痛」、そして「スピリチュアルな痛み」という四つの苦痛に直面している。だから、ホスピスケアというのはこの四つの苦痛に目を向けて取り組んでいく必要があるということを言っています。これらを「全人的苦痛」＝「トータルペイン」と表現してますから、ホスピスケアというのはトータルペインに対するケア、「トータルケア」だとも言われています。

二〇〇二年に発表されたＷＨＯ（国際保健機関）の緩和ケアの定義には「緩和ケアとは、生命を脅かす疾患による問題に直面している患者とその家族に対して、疾患の早期より痛み、身体的問題、心理・社会的問題、スピリチュアルな問題に関し

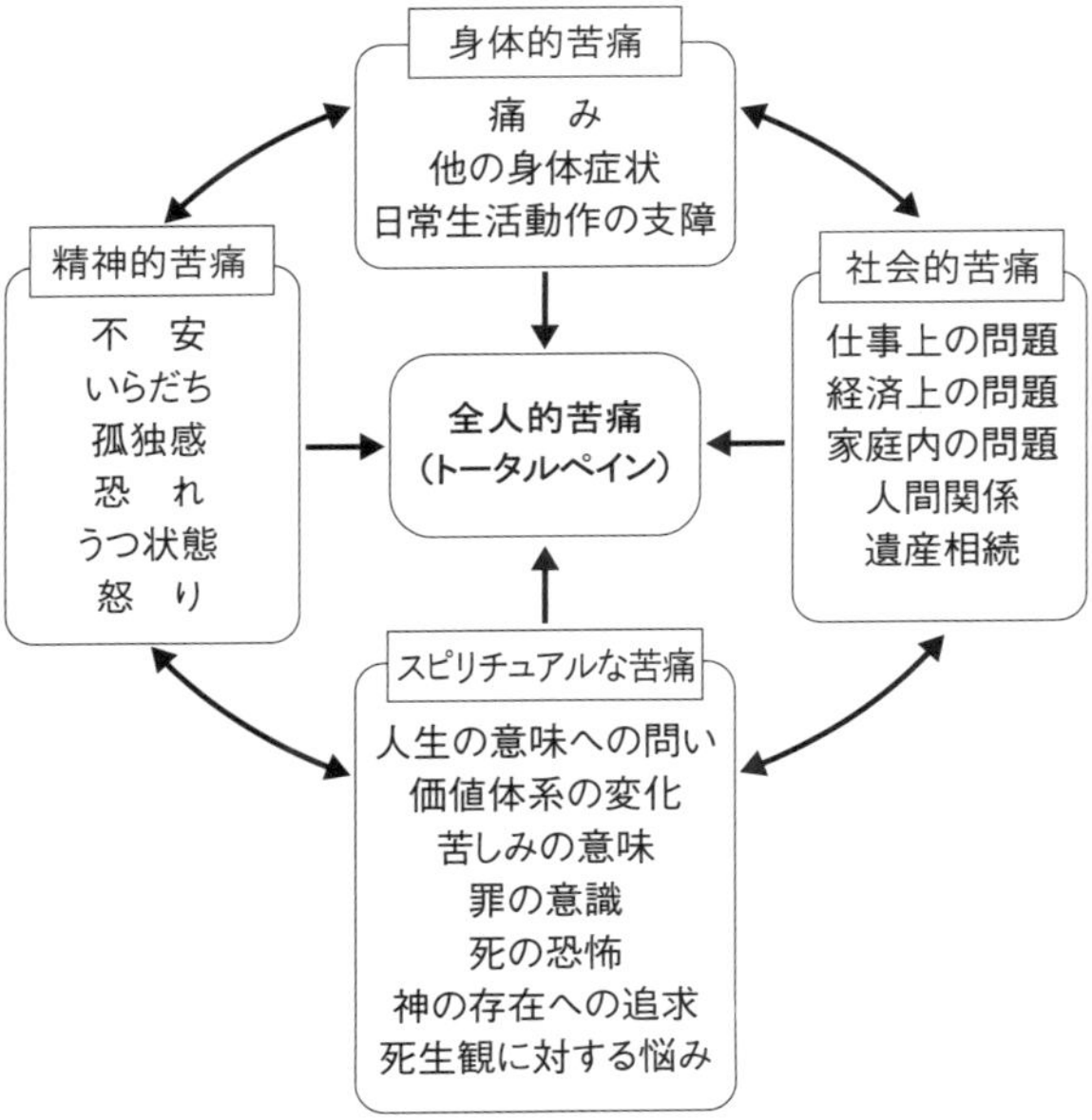

図1　全人的苦痛の理解

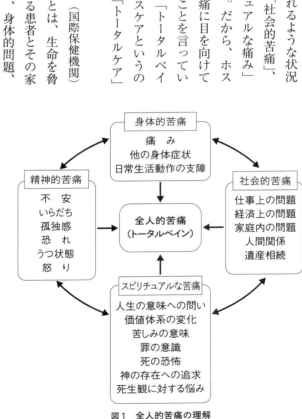

て、きちんとした評価を行ない、それが障害とならないように、予防したり対処したりすることで、ＱＯＬを改善するための、アプローチである」とあります。

つまり、ソンダースさん同様に、ＷＨＯも生命を脅かされるような状態にいる人たちに対しては、身体的問題、心理的問題、社会的問題、そしてスピリチュアルな問題に関してきちんとした評価を行ない、対処しましょうと言っているわけです。

とすると、私たち人間の苦痛は四つの要素によって構成されているんだということがわかると思います。

〈人間の苦痛を構成する四つの要素〉

身体的苦痛――身体

社会的苦痛――社会

精神・心理的苦痛――精神・心理

スピリチュアルペイン――スピリチュアリティ

ひとつは身体的苦痛ですね。身体的苦痛はなぜ起こるかというと、身体があるからですね。社会的苦痛はなぜ起こるかというと、私たちが社会的な存在であり、つまり社会があるからです。もしも、たった一人しかこの世にいなかったとしたなら、社会は存在しないわけですから、社会

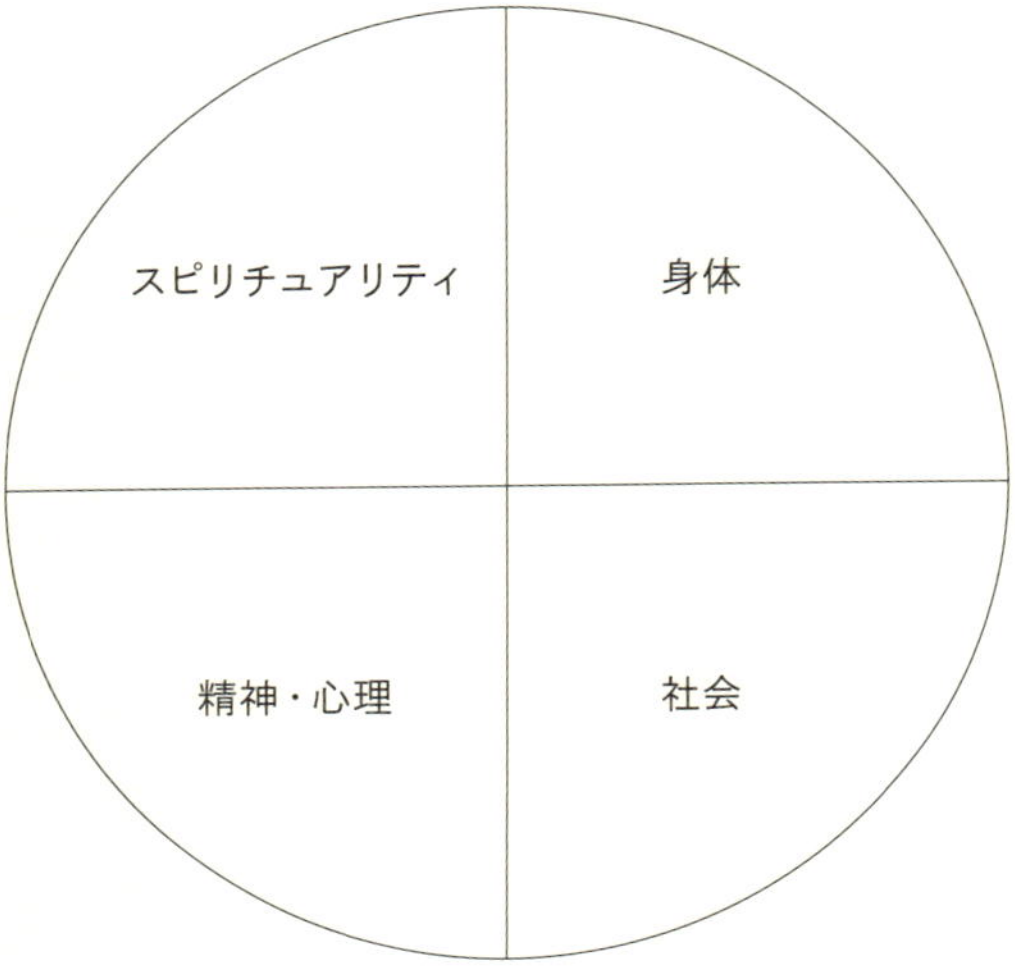

図2　人間の存在を構成する4つの要素

的苦痛はありえないわけです。精神・心理的苦痛はなぜ起こるのか。もうわかりますよね。精神・心理があるからです。だとしたら、「スピリチュアルペインはなぜ起こるか」ですよね。当然スピリチュアルペインを引き起こすものがなければならない。そしてそれはスピリチュアリティ、ということにならないだろうかと考えたわけです。

このように考えても、特に違和感はないのではないかと思いますが、いかがでしょうか。

そしてこの四つの要素を円にしてみると図2のようになるわけです。

この四つの要素が人間の存在を構成する要素であるということですよね。とりあえず四つの要素を円の四分の一ずつというふうにしましたけども、でもそれだけだとこれから考えていくスピリチュアリティはなかなか理解しにくいと思いますので、あらためてちょっとこの四つの要素の位置付けを考えてみようと思います。

人間の存在とスピリチュアリティ

これは村田先生の二〇〇三年の『ターミナルケア』(三輪書店)という雑誌に出ていた文章の一部ですけども、「通常、人間の身体的次元、心理的次元、社会的次元が日常世界の『私』を表している。われわれの日常生活では、自己の存在の意味を問い、人間を超えたものに問いかける人間のスピリチュアルな次元――これはスピリチュアリティというふうに私は読み替えましたけれども――は覆い隠されている」んだと言っています(村田久行「臨床に活かすスピリチュアルケアの実際2」『ターミナルケア13』二〇〇三年、一部改変)。

そしてこれは、関西学院大学で心理学を教えておられる藤井美和先生(人間福祉学部人間科学科教授)の言葉ですけども、「人間は病

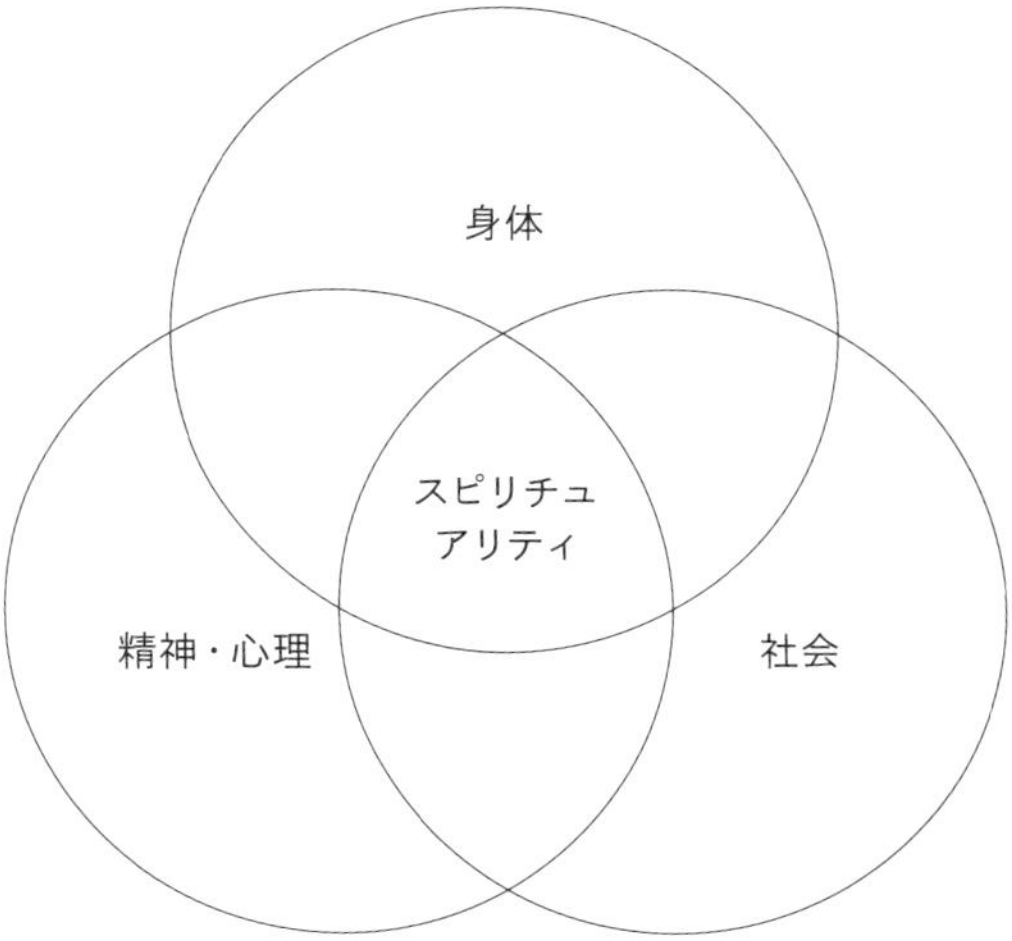

図3　スピリチュアリティの位置

気の有無に関わらず、存在意識や生きる意味を探求しながら生きている」、これはみなさんもそうですよね。そして「スピリチュアリティは人間存在の意味に対する根源的領域にあり、」それは「いのちの意味、生きる意味、苦しみの意味、罪悪感、死後の世界への問いである」と言っております。スピリチュアリティというのは根源的領域にあるんだということですね。

村田先生は、日常生活では覆い隠されたところにあると言い、藤井先生は根源的領域にあると言っています。この二人の意見を取り入れてみると、スピリチュアリティの位置は図3のようになります。

人間の存在を構成する四つの要素のうちの三つ、身体、社会、精神・心理の円が重なりあった中心にくるということになります。

そして、この中心部分から、絶えず全体に対して影響を及ぼしているということですね。

スピリチュアリティの定義

スピリチュアリティの位置が決まったところであらためて、スピリチュアリティとは何かを考えてみようと思います。スピリチュアリティの定義はいろいろな人がしておりますけども、窪寺俊之先生（関西学院大学教授）の定義はわかりやすいものでした。窪寺先生はこのように定義しています。

「スピリチュアリティとは、人生の危機に直面して生きる拠り所が揺れ動き、あるいは見失われてしまったとき、その危機的状況で生きる力や希望を見つけ出そうとして、自分の外の大きなものに新たな拠り所を求める機能のことである」と。つまり、どうしていいかわからず、途方に暮れてしまったときには、思わず神頼みしてしまうということに近いと思いますね。そして「また、危機のなかで失われた生きる意味や目的を、自己の内面に新たに見つけ出そうとする機能のことである」と。

一方では神頼みのようなこともあるけれども、もう一方では、自分の内面にその意味を見出そうとして、人間は深く深く自分の内側を見つめるものだと。そういう力を持っているんだと定義してくださったわけです（窪寺俊之『スピリチュアルケア入門』三輪書店、二〇〇〇年）。

この窪寺先生の定義を私なりに次のように解釈してみました。前段の部分は「その危機的状況でも自分の外の大きなものとの出会いを求め、その状況における、自己の在り様を肯定しようとする力のことである」と。つまりどうしていいかわからないときに、自分の外の大きなものとの出会いを求めるのは、その状況における自己の在り様に、なんとか意味を見つけようとすること、つまり自己の存在の意味を肯定しようとすることであると。また、後段の部分は「その危機的状況でも内省を深めることによって、その状況において、自己の在り様を肯定しようとする、力のことである」と。

いずれにしても、誰もが持っているスピリチュアリティは危機的状況における自己の在り様をなんとか肯定しようとする力なのだ、ということです。

3　内省を深める支援

自己の在り様

ところで窪寺先生はそれから四年後にあらためてスピリチュアリティの定義をしていますが、最初の定義とはちょっと表現が変わっています。

最初の定義は二〇〇〇年に出されたものですが、新しい定義は二〇〇四年に出されたものです（窪寺俊之『スピリチュアルケア学叙説』三輪書店、二〇〇四年）。新しい定義は「人生の危機に直面して『人間らしく』『自分らしく』生きるための『存在の枠組み』『自己同一性』——自己同一性というのはアイデンティティと言ってもいいと思いますけども——が見失われたとき」に「それらのものを、自分の外の超越的なものに求めたり、あるいは自分の内面の究極的なものに求める機能である」と言い換えています。これをさらに私はこう言い換えました。
「スピリチュアリティとは人生の危機的状況でも『人間らしく』『自分らしく』生きるために、自分の外の大きなものに拠り所を求めて、その状況での自己の在り様を肯定しようとする力であり、あるいは内省を深めることでその状況での自己の在り様を肯定しようとする力である」と。
新旧の定義とも、その内容は共通していますが、私なりの解釈をもとに整理するとこうなります。

「スピリチュアリティとは、人生の危機的状況のなかでも人間らしく、自分らしく生きるために自分の外の大きなものに拠り所を求めたり、内省を深めることでその状況における、自己の有り様を肯定しようとする力のことである」

人は、様々な理由で危機に直面しますが、どんな場面でも自分らしく、人間らしく生きたいと願うわけです。しかしながら、それまでの自分の知識や経験では、どう対処してよいかわからず途方に暮れてしまいます。そのような存在の危機に、スピリチュアリティがその力を発揮し、自分の外の大きなものに拠り所を求めたり、あるいは内省を深めることによって、なんとかその場面での自己の有り様を肯定しようとするということです。そういう力が人間になければ、人は生きることができないわけです。

自己と他者の関わり

次に自己肯定とは言うけれど、その自己とはなんだろうということです。「アイデンティティには全て他者が必要である。誰か他者との関係においてまた関係を通して自己というアイデンティティは現実化される」んだと、レインはいっています（R・D・レイン『自己と他者』みすず書房、一九七五年）。

あるいは村田先生は「自己の存在と意味は他者との関係のなかで、他者によって与えられるのである」と言っています（「臨床に活かすスピリチュアルケアの実際2」『ターミナルケア13』二〇〇三年）。

つまり、自己というのは、他者との関係がなければ存在しないということです。他者がいて初めて自己は存在する、こんなふうに言えます。

となると、じゃあ自己の存在を意味づける他者とは何か、ということになります。他者とは、過去から現在に至るまでに関係した、あるいは関係している、さらには関係するかもしれない人々（家族、友人、知人、故人、教師、宗教者、尊敬する人、ケアスタッフなど）や自分の外の大きなもの（神仏、宗教、自然、哲学、思想、死後の世界、音楽、文学等々）と考えることができます。

つまりその人を形作ってきた、その人が生きる根拠にしてきたもの全て、人も人以外のものも含めて他者である、というふうに考えますと、わかりやすいかと思います。

そう考えてきますと、自己の在り様を肯定するとは、その状況における他者との関係を通して自己の在り様を肯定することと言い換えることができると思います。

例えば乳児は母親（他者）との関係を通して、子どもは両親、兄弟、友だち、教師など（他者）との関係を通して、信者は宗教（他者）との関係を通して、音楽家は音楽（他者）との関係を通して、自己の在り様を肯定しようとするわけです。

ただし、それまでの他者との関係では、自己の在り様を肯定できない場合、それら他者との関係を見直し、真に拠り所となる他者を求め、その真に拠り所となる他者との関係を通して自己の在り様を肯定しようとする。すなわち、その状況における自己の在り様を肯定しようとするスピリチュアリティの力は、誕生から現在までに出会った他者との関係性や、その経験によって変化していくといえるのです。


以上をまとめ、スピリチュアリティの位置も含めてあらためてスピリチュアリティを定義し直してみると、

「スピリチュアリティとは生まれながらにして誰もが持ち、人間存在の根源的領域にあり、人生のどのような状況のなかでも、人間らしく、自分らしく生きるために、真に拠り所となる他者を

求め、それら他者との関係を通し内省を深め、その状況における自己の在り様を肯定しようとする力のことである。その力は日常的に存在全体に影響を及ぼしているが、人生の危機が深まるほど、よりその力を発揮する」

となります。自分が存在していることに関わりを持つ人や、宗教や、文学、芸術、そういうものとの関係性がうまく肯定できれば、どの場面でも人は生きていく力を持ってるんだということですね。

「スピリチュアルペインとはスピリチュアリティが適切に力を発揮できなかった結果出現する、その状況における自己の在り様を肯定することができない状態から生じる苦痛」であり、「人間らしく、自分らしく生きることができていない状態から生じる苦痛」であると定義できるのです。

スピリチュアリティが力を発揮するとき

さて、さきほど、『看護に活かすスピリチュアルケアの手引き』という本を引用しまして、スピリチュアルペインというものはこういう状況であると説明しました。そのひとつひとつの項目を見ていただくとわかりますが、これらの状況に直面している人たちは、「人間らしく、自分らしく生きることができていない状態」ですよね。これはどういうことかというと、この状況において「自己の在り様が肯定できていない状態」というふうに言えるわけで、これは「スピリチュアリティが適切に力を発揮できていない状態」と言えると思います。まさに、「スピリチュアルペイン」であると。

つまりスピリチュアルペインというのは、スピリチュアリティが適切に働かない結果として起こってくる状態である。こんなふうに考えることができると思うんです。そうするとそれらの状態をなぜスピリチュアルペインと表現するのかという問いに対して、もはや「そう言われているから」などと答える必要はないわけですね。スピリチュアルペインとスピリチュアリティは言葉としてもつながってくるからです。

例えば人間の存在を構成する四つの要素のうちの外側から見える三つの要素に傷がついたとします。転んでけがをした。社会的に失敗をした。なんか嫌な思いをした。もしそうだとしても、その程度が軽ければ、生きる意味がないなどとはならないわけですよね。このようなときには、スピリチュアリティがその力を十分に発揮しなくとも、その人はその状況における自己の在り様を肯定できているわけです［図4］。

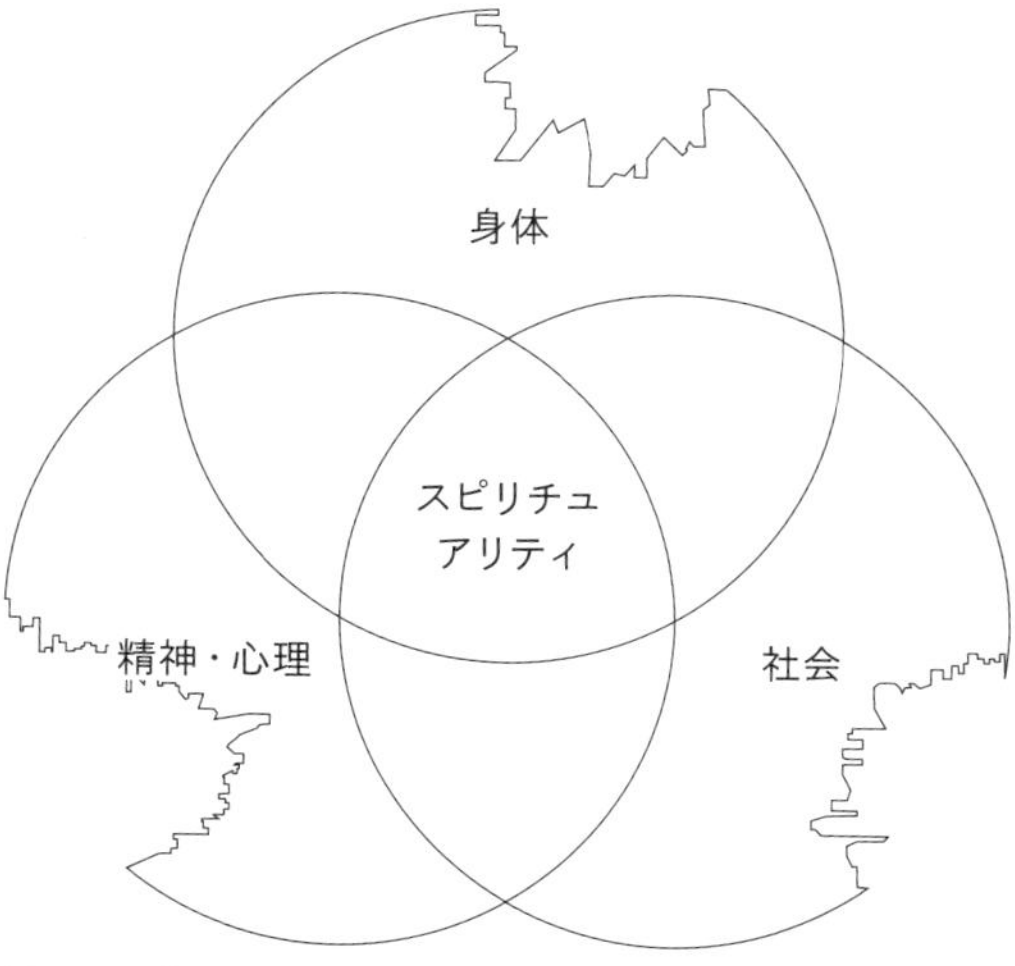

図4　スピリチュアリティが十分力を発揮しなくともよいとき

しかしながらがんの末期のように、身体的にも限界が来て、あるいは社会的存在としても、精神・心理的にも限界がきたりすれば、スピリチュアリティまで傷が及びますので、スピリチュアリティは、より強くその力を発揮し、なんとかその状況において、人間らしく自分らしく生きるために自己肯定をしようとするわけです。しようとするわけですから、そのしようとすることを手助けすることがケアになる。それがうまくできなかったらその状態が続くわけですから、それはまさにスピリチュアルペインの状態だというふうにいうことができると思います［図5］。

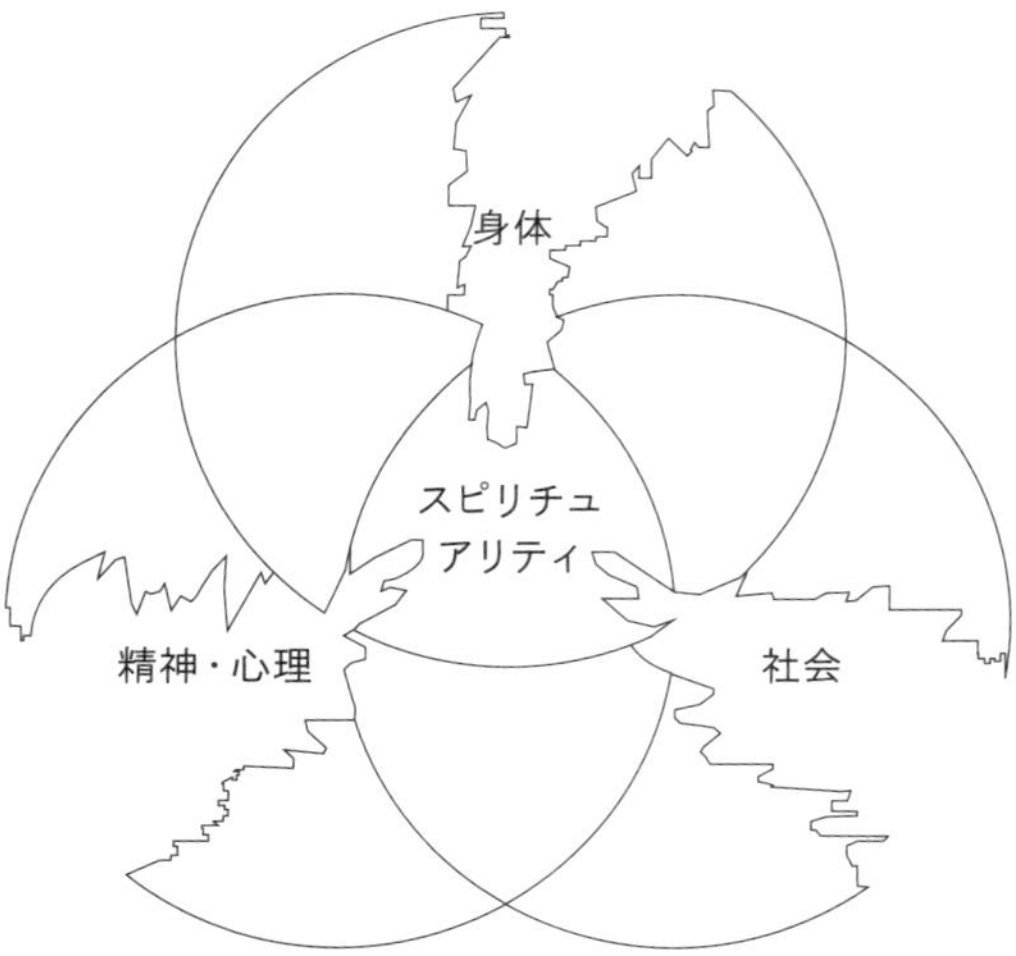

図5　スピリチュアリティがより強く、その力を発揮するとき

内省を深める支援＝スピリチュアルケア

つまり、スピリチュアリティの定義ができることによってそれが適切に働かない状態がスピリチュアルペインの状態であることはおわかりいただけたと思いますし、スピリチュアルケアとはスピリチュアリティが適切に働くように支援することであることもわかりますよね。

まとめると、

〈スピリチュアルケアとは〉

スピリチュアリティの力である、真に拠り所となる他者を求めることの支援や、その他者との関係を通して内省を深めることができるように支援することであり、どのような状況でも自己の在り様を肯定し、人間らしく、自分らしく生きることができるように支援することである（山崎章郎）。

となります。

ところで、内省を深めるということはそれまでの関係性を見直すということになります。それまでのその人と他者との関係性だけではその人の在り様を肯定できなかった。つまり、その人は人間らしく自分らしく生きていることができない状態だったわけですから、どうしたってそれまでの関係性を見直さざるを得ない。内省をするということは、見直しをするということにつながるわけですよね。そして見直した結果として、それまでとは違った視点で自己と他者との関係の在り様を肯定するわけです。

つまりスピリチュアリティの定義に基づけば「内省を深めることの支援」は、そのまま「スピリチュアルケア」といってもいいということです。

以上を通して、スピリチュアルペインやそのケアに対する考え方が整理されてきたのではないかと思います。おそらくいま我が国で発表されているスピリチュアルペインやそのケアに関する様々な文献をこの考え方に当てはめて読み替えても、ほとんど違和感なく読み替えられるはずです。私もたくさん本を読んでみて、当てはめてみました。ほとんどがここに含まれることがわかりましたので、このことはある程度自信を持って言えると思います。

4　思いを動かす

苦しみの構造

次に、では具体的に内省を深める支援とはどんなことをするのかという話になります。ここでは、佐藤泰子さんという方の書いた『苦しみと緩和の臨床人間学』（晃洋書房、二〇一一年）という本の14頁にあったものを引用してみます。

図6は「苦しみと緩和の構造」を表す概念図です。例えば末期のがんの患者さんたちが置かれている状況があるとします。それは苦しい事柄です。それに対してこの病気が治ってほしいとか、また元気になりたいという理想的状況があります。

そのような状況のときに、その人がどんな思いを持つかというと、まずは苦しい事柄に対して「NO」と。当然、自分が望んでいない状態になってしまっているわけですから、「NO」と言うということです。じゃあこの「NO」を「NO」じゃなくするためにはどうしたらいいかとなると、可能であれば「苦しい事柄を動かす」ことですよね。つまり、末期のがんであったけれども奇跡的に治ればいいわけですね。

しかし残念ながら奇跡が起こらなければこの苦しい事柄を変えることはできません。それでは、変えることができない苦悩のなかにいる人は、どうすればいいのかという話になります。現実を変えられないのであれば、「NO」という、その思いを変える（思いを動かす）しかないんだということですよね。

つまり、現実が変えられないのであれば、その現実との向き合い方を変えざるを得ないということです。変えなければ苦しくて生きられないわけですね。だから、変えるんです。ところで「思いを動かす」というのは実は、内省を深めていくということです。自分の置かれている状況に対して、内省を深めながらその状況と向き合っていくことが求められていくわけです。まさに

図6　苦しみと緩和の構造

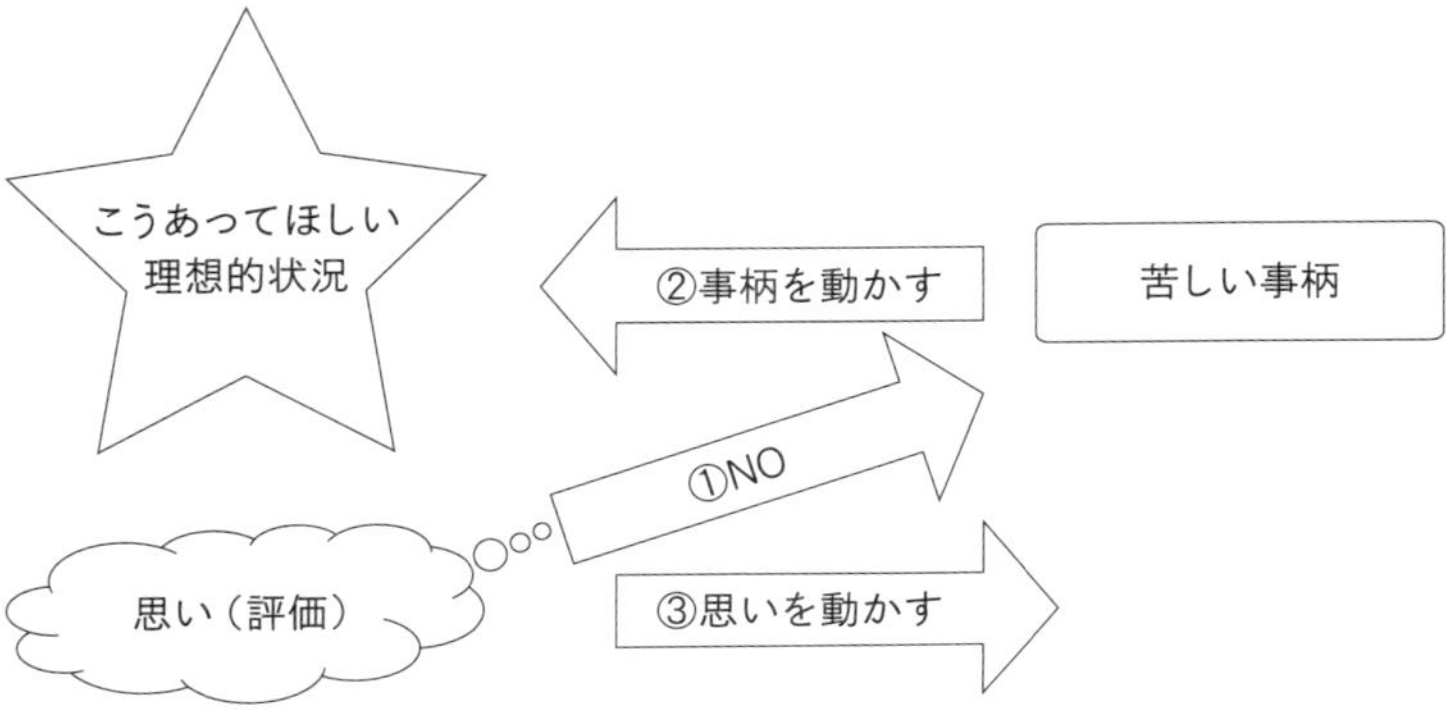

佐藤泰子『苦しみと緩和の臨床人間学』より一部改変

そこで働くのがスピリチュアリティだと言えます。

思いを動かす条件

じゃあ、思いを動かすための条件としてどんなことが考えられるかと言いますと、これはハンス・ヨナスというドイツ人のジャーナリストが書いた『アウシュビッツ以後の神』（法政大学出版局、二〇〇九年）という本から引用したものです。

アウシュビッツは、ご存じのようにたくさんのユダヤ人がナチスドイツによって強制的に収容されたところです。そしてそこで膨大な数の人が虐殺されたわけですが、そのご遺族にとって、アウシュビッツは変えようがない現実です。その不条理で理不尽で受け入れがたい現実に向き合わざるを得ない人たちが何を求めているのかというと、それは次のようなことです。

ひとつは、「話し相手」です。自分たちの変えることのできないその辛い思いを、聞いてほしいということです。そして「理解されること」だといいます。つまりわかってくれる人がほしい。そして「触れあいである」、ともいいます。つまりは、どんなに嘆いたとしても、変わらない現実でも、とにかく聞いてほしいし、わかってほしいし、そばにいてほしいんだということですよね。すなわち、変えることのできない苦しい現実に直面している人々が求めていることは、真に拠り所となる他者の存在だということです。ここが思いを動かすヒントだと思いますね。

傾聴の力

だとすると、われわれにできることは、こういうことです。

つまり、その思いを、話し、わかってもらえたと思ってもらえるためには、傾聴なんですね。村田先生は「人は心から聴いてもらえると、気持ちが落ち着き、考えが整い、生きる力が湧いてくる。聴くことは、それだけで援助になるのである」と言っています。苦しい思いを持っている話し手にとって、心から聴いてくれる人は真に拠り所となる他者として出現するわけですね。そして内省を深め思いを動かすことになるわけです。

このことは先ほど示したアウシュビッツの人たちが求めてることと重なってきますよね。

傾聴といっても、ただ聴くだけでは駄目ですよということを、今度は小澤竹俊先生の本から引用してみます。小澤先生は「つらいときにはつらい、苦しいときには苦しい、と丁寧に話を聴いてくれる人がわかってくれる人、理解してくれる人」であると言っています。

つまりただ傾聴するのではなくて、「つらい」と言われたら「つらいですね」と。「苦しい」と言われたら「苦しいですね」と。「死にたい」といわれたら「死にたいですね」というふうに話を聞いてもらえれば、その苦しい思いをしている人から見れば、傾聴してくれた人は、自分のことをわかってくれる人、理解してくれる人になります。つまり、自分の思いを確認するように傾聴してくれる人は話し手にとって、真に拠り所となる他者として出現するということです。

「生きたい気持ち」が働きはじめる

さて、筑波大学の行動心理学の宗像恒次先生は、傾聴に関して『死の臨床とコミュニケーション』（人間と歴史社、二〇〇七年）の中で、次のように言っています。「悩みを訴えてくる人というのは自分の気持ちをわかってもらうためには命さえ惜しくないほどの強いエネルギーを持っている。自分の気持ちがわかってもらえたならば、次に自動的に『自分は何をすればいいのだろう』と内省するようになる。そして（思いを動かし）自己決定に至る」と。つまり、どんどん追い詰められてしまっている人は、この思いをわかってもらえたらば、命さえ惜しくないと、逆に言うと、わかってもらえなかったら自死してしまう人だっているっていうことですよね。つまりいのちがけで自分の思いをわかってもらいたいということですよね。

そして、もしその思いがわかってもらえたならば、自動的に、「自分は何をすればいいのだろうと内省するようになる」っていうんですね。つまり内省を深めていくわけです。つらいときにつらい、苦しいときに苦しいという、その人の思いを確認していくような傾聴をすることによって、その人はそのつらい状況のなかでも自動的に何をすればいいんだろうと考えるようになるということです。

内省を深めるということはまさにスピリチュアリティの力が働きはじめているということです。こんな大変な状況のなかで生きる意味がないと思いながらも、でも人間らしく、自分らしく生きたいという気持ちがあってそれが働きはじめているわけです。しかし、自分の力だけでは、それは達成できない。けれども、誰かが聞いてくれてわかってくれたときに、つまり真に拠り所となる他者が出現すれば、人は自分でさえ気がつかなかった思いに到達するんだということですよね。

つまりは思いを動かすんですよ。そして自己決定に至るんです。つまり、誰かに自分の思いを語ってわかってもらうことができなかったら、その人たちは思いを動かすことができないわけです。だから、苦しいわけです。まさに、この状態はスピリチュアリティが働かないのでスピリチュアルペインだと言えるわけです。

以上をまとめると、

人は、誰でも、その思いを受けとめる、真に拠り所となる他者が出現すれば、どんな人生の危機的状況でも、人間らしく、自分らしく生きていく、「ちから」を、持っている

その「ちから」を、スピリチュアリティと言う

と言えると思います。これは私が様々な患者さんたちとの具体的なやりとりを通して、そしてまた自分なりにいろんな勉強をしながら、たどり着いた確信です。

「スピリチュアリティ」にあたる日本語

問題は、このスピリチュアリティを日本語でどう表現すればよいのか、というところなんですね。ここはまだ課題です。「魂《たましい》」という言葉が相応しいようにも思いますが、もう少し検討が必要かと思っています。

さて、いままで説明してきたスピリチュアリティの定義に基づいたスピリチュアルペインやそのケアの考え方は、末期のがんの患者さんたちだけではなく、自分ではどうしていいかわからない状況のなかで、途方に暮れながらも、人間らしく自分らしく生きていきたいと願っている人々

を支援することを可能にします。そしてスピリチュアリティが適切に、その力を発揮できるようなケアが提供できれば、その人たちが最初はこんな状況では生きる意味がないと考えていたような場面ですら、生きる意味を感じはじめるということです。

最初は「もう早く終わりにしたい」と言っていた人たちが、だんだんとその人たちを取り囲む人との関係性のなかで「ありがとう」と言うように変わっていくこともあるということです。それは、スピリチュアリティが働いて、それまでの関係性だけでは意味が見えなかったものに対する意味が変わってくるということになります。つまり、思いが動くということです。

小さな子どもさんたちから老衰で亡くなる人も含めて、これは誰もが持っている人間の力なんだと言えると思います。であればわれわれは、どんなふうにその人たちと向き合えばいいのか、ということが自ずと見えてくるのだと思います。

見出される生きる意味

最後にひとつエピソードお話しして終わりにしたいと思います。

スピリチュアルペインやそのケアの在り様を、あまり理解、把握してなかった頃の出来事です。このエピソードはいろんなところでお話ししてきたので、聞いたことがある方もいらっしゃるかもしれません。

五〇歳の乳がんの患者さんがいらっしゃいました。その方は自分の乳房のしこりに気がついたんですが、病院に行くのが嫌だったので放置していました。放置した結果として、病気がだんだん広がってきて、乳房の皮膚の表面が崩れて出血するようになってしまったんです。しばらく家族には黙っていたんですけれども隠しきれなくなり、そして告白をした。ご家族はびっくりして病院に行くことをすすめましたけれども、かたくなに「病院に行きたくない」とおっしゃったんですね。

当時私は桜町病院のホスピスにいましたけど、ご家族は途方に暮れ、患者さんとご家族ともどもそのホスピスの相談外来に来られました。もともと私は外科医でしたし、全然治療していない患者さんでしたから、「とにかく、治す治さないは別として、出血してるんだから手術しましょう」とおすすめしましたけれども、患者さんからかたくなに断られました。

私も家族の方も途方に暮れましたが、でもまあ「そこまで言うならしょうがないから、ホスピスの外来に来てください」と言ってしばらく通院していただくことにしました。当然のことながら病気は進みまして、だんだんと自分の家での生活が困難になってきたためにホスピスに入院しました。

背骨にも転移して、やがて下半身麻痺になりベッド上の生活になってしまったんですね。患者さんは状態が変わるたびに嘆きはするんですけれども、しかし自分が放置してしまった結果ですから、少し時間が経てばそれは受け入れるんですね。病状が進行しだいぶ衰弱してきて、ひょっとしたらあと二、三週間かもしれないなあと思うようなときの回診時、ひととおりの診療を終えたあとで、患者さんの方から私に「先生、変だと思うかもしれませんが、私はまだ死にたくありません」とおっしゃったんです。

私はこの患者さんはずっと自分の病気を放置してきたし、その結果として病状も悪化してきているわけだから、死んでいくということも受けとめている、受け入れていると思っていたんです。そう思っていたものですから、「まだ死にたくありません」と言われたときに思わず「どうしてですか」と聞いたんですね。医者が患者さんに「どうして死にたくないんですか」と問いかけたわけです。よく考えてみればこれはちょっと変な会話ですよね。

すると患者さんは「私はこのホスピスに来てから、私に関わってくれたスタッフ、ボランティアのみなさんと出会えたことが、とてもうれしかった。その方たちと、まだ別れたくないんです。だからもっと生きていきたいんです」とおっしゃったんですね。もう末期状態ですでに下半身麻痺でベッド上の排泄という状況でもあり、そういった外見的にはつらい状態であろうその人が「もっと生きたい」とおっしゃった。そしてその理由は「私に関わった人たちと別れたくないからです」とおっしゃったんですね。

スタッフやボランティアはその患者さんに対し何をしたかというと、その方はすごく読書が好きな方で、本当に具合が悪くなってからも読書を継続していたんですね。ボランティアさんたちが、図書館で本を借りてきたので、いつも枕元に本が置いてありました。やがて体力が落ちてきて、本も持てなくなってきた。それでも読書をする意欲はあったものですから、スタッフは一ページずつ本をコピーしたんですね。一枚の紙であれば持って本が読めると。そんなふうなことを丁寧に丁寧にやってきたんです。

つまりその方が言いたかったのは、そんなふうに自分を大切にしてくれた人たちと、もう少し一緒にいたいから死にたくないんですとおっしゃったんですね。

つまり、いま思えば「ここなんだな」と思うわけです。それは、スピリチュアリティという言葉を知ろうが知るまいが、スピリチュアルペインという言葉を知ろうが知るまいが、その人の置かれている状況に対してその人の思いをしっかり受けとめてそして共にいつづけること。スタッフやボランティアさんたちは、その方にとって真に拠り所となる他者として存在していたということですね。その関係性を継続することによって、その人はその困難な状況のなかでも内省を深め思いを動かし、生きる意味や価値を見出したんだということです。

これはまさにその人のスピリチュアリティが働き、そのような状況のなかでも、自分を取り囲む人たちとの関係性の在り様を肯定できた。つまりその場面でも、人間らしく自分らしく生きることができたんだというふうに、いま思っています。

私は、以上のようなことを確信しながら現在、在宅のホスピスケアに取り組んでいるところです。

Ⅲ　在宅ホスピスは途上国に学べ

二ノ坂保喜

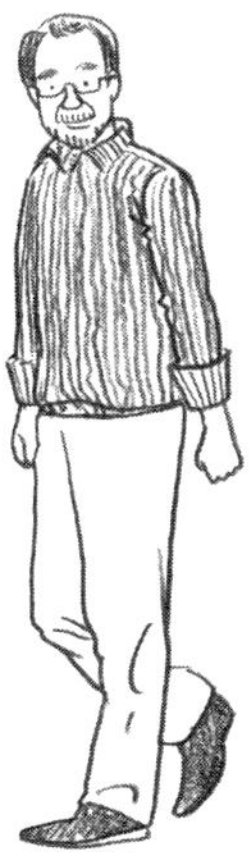

1 ホスピスを振り返る

貧困と無知とのたたかい

今日は「在宅ホスピスは途上国に学べ」というタイトルでお話しさせていただきます。なぜ途上国なのかということは、これからの五〇分の話を聞いてご理解いただければと思います。

最初に「赤ひげ大賞」の話。昨年、日本医師会の「赤ひげ大賞」をいただきました。「地域に密着して人々の健康を支えている医師」として県からひとり推薦されて決まるということで二〇一四年は岩手、東京、徳島、それから福岡の私、鹿児島の与論、それぞれ五人の開業医が受賞いたしました。とてもありがたい、名誉ある賞だと思います。

ところで、「赤ひげ」について、みなさんご存知ですか?『赤ひげ診療譚』（新潮社、一九六七年）という山本周五郎の本があります。それをもとにして作られたのが、黒澤明監督の「赤ひげ」という有名な映画です。どちらも一九六〇年代の作品です。私は賞をいただくからにはと思

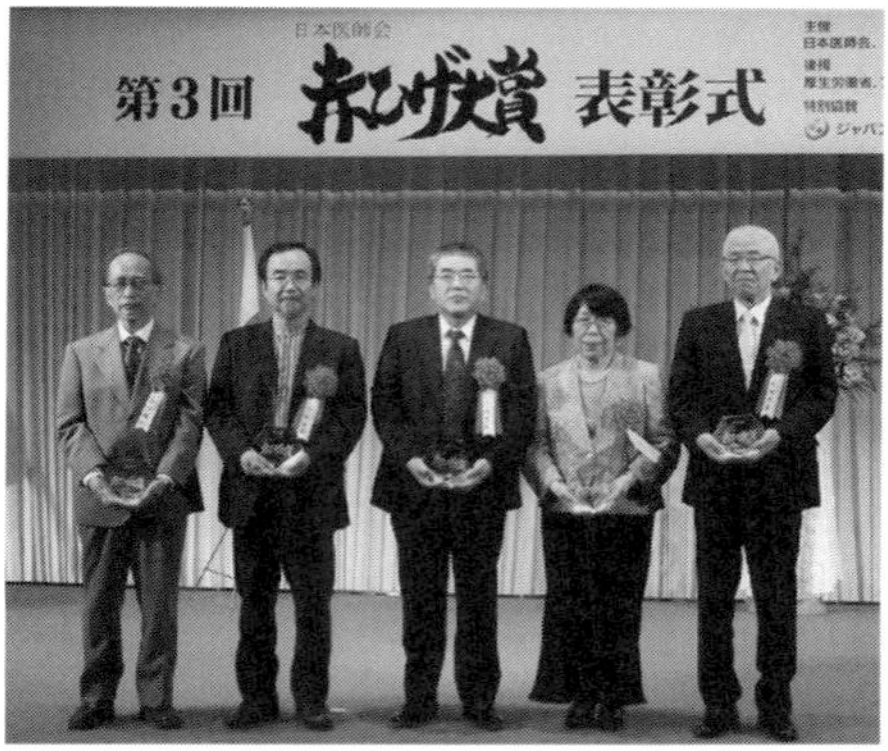

赤ひげ大賞表彰式にて

い、本を読み直し、映画をしっかり見直しました。どちらも素晴らしい作品です。たくさん学ぶべきものがあるとあらためて思いました。

映画の中から、一部紹介します。三船敏郎扮する赤ひげのセリフです。

「医術などといってもなさけないものだ、病気が起こると、ある個躰はそれを克服し、別の個躰は負けて倒れる、医者はその症状と経過を認めることができるし、生命力の強い個躰には多少の助力をすることもできる、だが、それだけのことだ、医術にはそれ以上の能力はありゃあしない」

「現在われわれにできることで、まずやらなければならないことは、貧困と無知に対するたたかいだ、貧困と無知とに勝ってゆくことで、医術の不足を補うほかはない」

「病気のかげには、いつも人間の恐ろしい不幸が隠れている」

三船敏郎の赤ひげが、加山雄三扮する若い医者に諭すところです。私はここの場面をみて、こういう貧困のなかで闘っていた赤ひげにすごいと思いました。それともう一つ、赤ひげが現代に生きていたら、どういう行動をしただろう。現代の貧困と無知というのは何なのだろうということを考えました。みなさんも一緒に考えてみませんか?

わが国のホスピスの学びと失敗

これからのホスピスを考えるときに、私は日本のホスピス運動自体を振り返ってみる必要があると思っています。

〈わが国のホスピスは失敗だったのではないか〉

これは去年の日本ホスピス在宅ケア研究会のシンポジウムでも話したことです。私は、ここから出発しないといけないんじゃないか、わが国のホスピスは失敗だったのではないかということを、きちんと認めないといけないんじゃないかと思うのです。失敗だったというのは言い過ぎかもしれないですけれども、どういう問題があったのかということ、何を成し遂げ何ができなかったのかということを踏まえないと先へ進めないいんじゃないかと思います。

日本のホスピスが失敗だったという理由の第一に人権運動としてのホスピスという思想が欠如していたのではないか。その結果として、医療変革の力になり得ていないということです。いろいろな課題がありますが、具体的には緩和ケアの対象疾患を実質的にがん末期のみに限定したということ。それから在宅ホスピスに関する問題として、在宅及び地域のコミュニティケアのプログラムをもつホスピスがきわめて少ないということ。それらの根本にあるのは、利用者、患者、家族、地域、そういう人たちの本当のニーズに対する「想像力の欠如」があるのではなかろうかと思うのです。

▼ホスピス運動で学んだこと

一方で、学んだことのひとつとして、「死期を迎えた人間と彼らの愛する人たちのケアの仕方について、膨大な量の知識を得た」。いろいろな経験を積み重ねてきましたからね。それから、「死期にある患者と家族が求めているもの、さらにそれをよりよい形で、しかも快く、より効果的に提供する、ケアの提供の仕方を学んだ」。「広い範囲の専門家、素人、ボランティア、家族の協力を得ること」を学びました。そして、患者、家族へのケアの提供の仕方だけではなくて、「私たち自身の抱えている問題にも焦点を当てて、それをどうコントロールするかということ」も学びました。

さらに、われわれ自身も含めて、人々が死をしっかりと見つめるようになったということも、ひとつ大きな成果だと思います。他人の死だけではなくて、避けることのできない自分自身の死もともに眺め、死に対して力むだけではなく、リラックスする、つまり柔軟に考えることによって、いのちそのものに関して多くのことを学んだのではなかろうか。

そして、死期を迎えた人々を相手に仕事をしている私たちは、生活とか生命とか、特に自分自身の生命とその価値や喜び、美しさについて、非常に優れた感覚を発達させてきたのではないか、ということです。私もそれは実感いたします。

▼三つの失敗

いろんなことを学んできたんですが、一方でこういう失敗もあったのではないか。

死期を迎えた人のケアに、従来のケアとホスピスケアが違いを生んだかどうか、厳密ではっきりした検証ができていない。ホスピスケアの方がいいんだと自分が信じるだけであれば、私はあなたよりよい宗教を信じていると言っている信者と同じことになってしまう。そして、ホスピスの仕事に関わる費用——特に在宅に関して——を実証によって明らかにしていない。費用対効果の分析が不足しているのではないか。

反省すべき点の二番目としては、対象ががん患者に限定されてきたこと。がん患者というのは、比較的早くか、もしくは少なくともやや限定された時間に亡くなります。この前私がみた患者さんは、自宅に帰って一日で亡くなりました。そういう方もいますし、三カ月、六カ月の人もいますけれども、終末期になって何年も生存するということは、がんの場合には普通はありません。だから、逆にゆっくり死を迎える人たち——いろんな病気があります、臓器の障害、神経難病、それから先天的な障害も含めて——ゆっくり死を迎える人々について、あまり学んでこなかった。また、ホスピスケアから学んだことから原理を引き出して、それを異なる死のタイプやほかの病気へ応用するという考え方が非常に大切であるということについて、少し配慮が足りなかったと言えると思います。

それから三つ目として、地域共同体、コミュニティのホスピス・プログラムをどうすればいい

日本のホスピス運動の学びと失敗

■学び①

・死期を迎えた人間と彼らの愛する人たちのケアの仕方について、膨大な量の知識を得た。

・死期にある患者と家族が求めているもの、さらにそれをより良い形で、しかも快く、より効果的に提供する方法を学んだ。

・広い範囲の専門家、素人、ボランティア、家族の協力を得ることを学んだ。

・自分たちの抱えている問題に焦点を当て、コントロールする方法も学んだ。

■学び②

・人々が（我々自身を含めて）、死を熟視しはじめ、他人の死も、避けられない自分自身の死も、ともに眺め、死に対してリラックスすることによって、生命そのものに関し、さらに多くのことを学びはじめた。

・死期を迎えた人間を対象に仕事をしている人で、生活、生命、特に自分自身の生命とその価値や喜びや美しさについて、より優れた感覚を発達させていない人はいない。

■失敗①

・死期を迎えた人のケアに違いを生んだかどうか、厳密ではっきりした検証ができなかった。

・信条だけなら、「私はあなたより良い宗教を信じている」といっている信者と同じことだ。

・ホスピスの仕事にかかる費用を実証によって明らかにしてこなかった。（費用対効果の分析の不足）

■失敗②

・対象が、がん患者に限定されていた。（比較的早くか、少なくともやや限定された時間に死ぬ）

・その他の、もっとゆっくり死を迎える人々については、あまり多くのことを学ばなかった。

・ホスピスケアから学んだことから原理を引き出し、それらを異なる死のタイプへ応用する、という考え方は重要である。

■失敗③

・地域共同体のホスピス・プログラムに対する、本当の要求を知る術を、まだ実際には学んでいないし、ましてやどのようにして系統だったプログラムの発展を計画すべきか学んでいない。

・ホスピスを創る側が心に描いたイメージによって行われ、患者および患者の住むコミュニティの要求が描いたイメージによるとはいえないプログラム。

か。本当の、住民・コミュニティの要求を知るすべを学んでいないのではないか。ましてやどのようにして系統だったプログラムを計画、発展させていくのかということについては、十分な学びを得ていない。ホスピスをつくる側が心に描いたイメージ、つまり私たちがこうしたいということの方が先に立って、本当に人々や家族が何を望んでいるのかということを十分に把握してこなかったのではなかろうか、ということです。

駆け足でホスピスの成し遂げたこと、それから成し遂げなかったこと、振り返るべきことを述べました。実はこれは一九八〇年の第一回世界ホスピス会議のときの記録です。その中から抽出したものなんです。

一九六七年にセント・クリストファー・ホスピスが生まれて、それから七〇年代、アメリカにもひろがりました。そして一九八〇年に第一回の世界ホスピス会議が開かれて、自分たちがどういうことを成し遂げ、どういうことを成し遂げなかったのか、反省点、失敗点も含めた、そのときの記録です。

それをまとめたのが、『*Hospice: the living idea*』という本で、一九八一年にロンドンで発行されました。日本では三年後の一九八四年、非常に早い時期に岡村昭彦が監訳して『ホスピスケアハンドブック』（家の光協会）として出版されました。そして、二〇〇六年に今度は米沢さんが中心となって、もう一度原点を振り返ろうと、再出版されたのが『ホスピス――その理念と運動』（シシリー・ソンダース他編、岡村昭彦監訳、雲母書房）です。

一九八〇年＝三五年前の反省の記録がそのまま現在の日本のホスピス運動への反省に当てはまるのではないかと思うと、愕然とした思いにとらわれます。

2 コミュニティの知恵に学ぶ

インド・ケララ州の衝撃

話が飛びますが、二〇〇四年、約一〇年前にインドのケララ州で、「緩和ケアに対するコミュニティの参加」をテーマにした国際ワークショップに参加する機会がありました。私はそれまで「バングラデシュと手をつなぐ会」を通して、バングラデシュの保健医療、教育に関わってきましたので、同じ途上国であるインド・ケララ州でどういうことが行なわれているかということに非常に興味がありました。

そこで本当に貧しい状況の中で、どのようにコミュニティの緩和ケアが行なわれているのかを目の当たりにしてびっくりしました。びっくりしたというのは、いい意味で、です。

その時にお会いしたのがスレッシュ・クマール先生という医者で、彼がいろいろなことを教えてくれました。その後も彼は世界的に活躍しています。そのことを少しお話ししたいと思います。「ehospice」（http://www.ehospice.com/）というウェブサイトがあります。その中にいろいろな人の話や情報が載っています。ここでは「コミュニティの知恵に学べ」ということが強調されています。

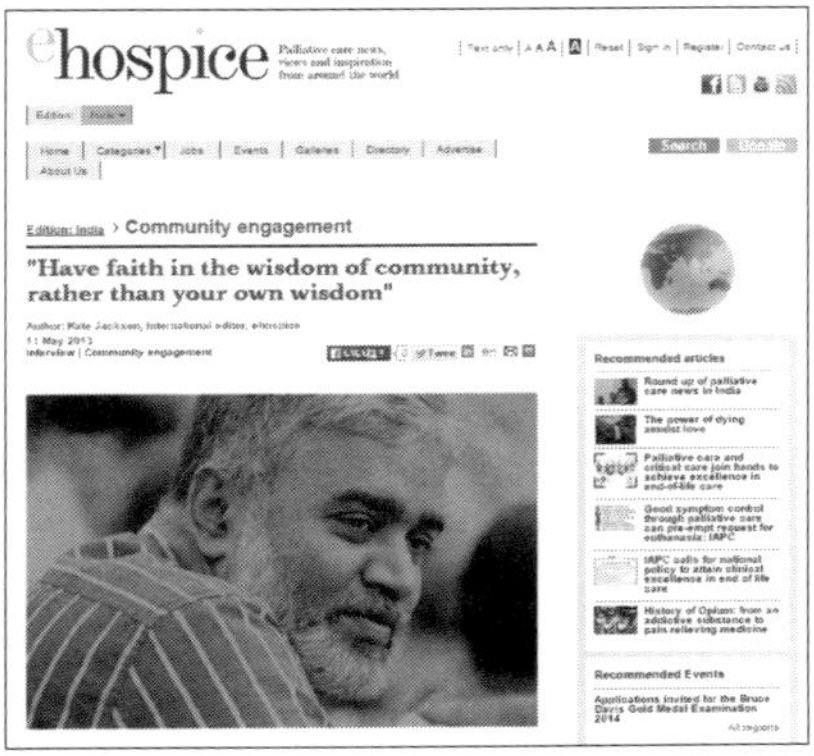
ehospice
Palliative care news, views and inspiration from around the world
Edition: India › Community engagement
"Have faith in the wisdom of community, rather than your own wisdom"
Recommended articles
Recommended Events

ウェブサイト〈ehospice〉より
（写真はスレッシュ・クマール医師）

ケララに行くきっかけになった話を私にしてくれたのは小野道夫先生という方です。いま和歌山県で地域医療をやっています。小野先生夫妻は世界各地を巡って活動していたのですが、この頃インドのケララ州で緩和ケアの研修をしていました。その間に日本に来る機会があり、小野先生の話を通して私はケララのコミュニティ緩和ケアと出会ったわけです。彼の話をきいてその日に私はケララに行って現場をみないといけないと決意しました。それから半年後にケララのコミュニティの国際ワークショップに参加することになります。その前に小野先生が当院の地域（福岡市早良区）周辺の人たちを集めて、「ケララはこういうところですよ」という話をしてくれました。ここからは、その中からお話しをいたします。

共に学び、共に生きる

▼緩和ケアと開発援助は同じ

共に学び、共に生きる。小野先生は、緩和ケアと開発援助は同じなんだということをおっしゃいました。緩和ケアは患者さんや家族の痛みや苦しみに寄り添い、支える。開発援助は途上国の人々の痛みや苦しみに寄り添い、それを支えていく。それは包括的ケアであり、自立支援であり、ＱＯＬの向上である、ということを話してくれました。

▼途上国からのメッセージ

「途上国の人々から私たちへのメッセージ」として、「もしあなたがたが私たちを助けようと思って来るんだったら、それは時間の無駄だ。来なくていい。でも、もしあなたがたが、あなたの自由、あ

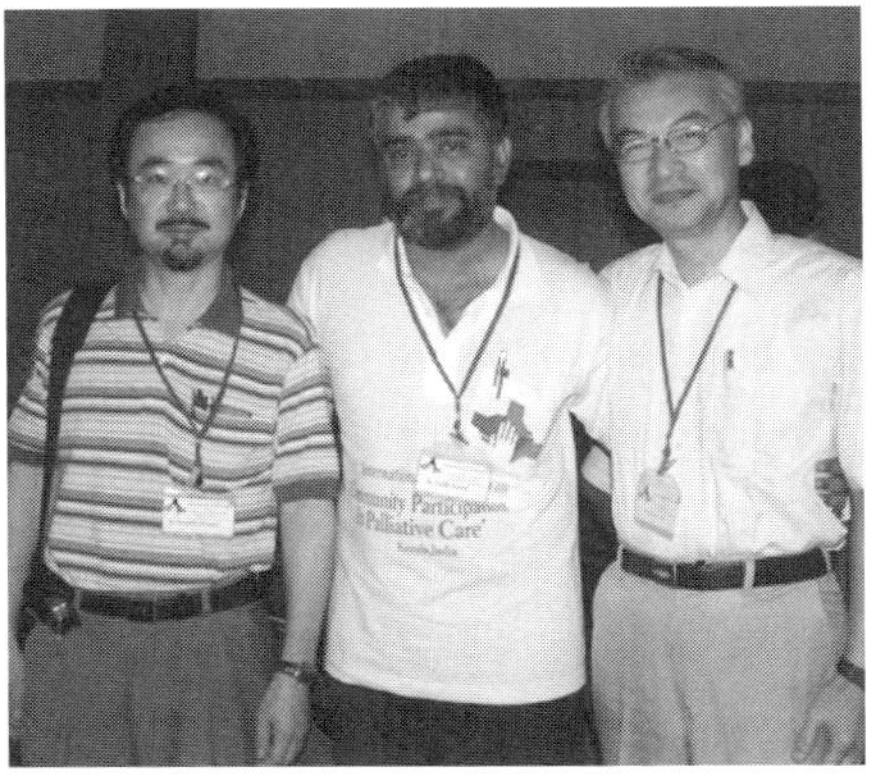

小野先生（右）、クマール先生（中）と

なたの解放、援助する側の解放ということと、私たちの解放、現地の人たちの自由と解放を、同じに考えてくれるのであれば一緒にやりましょう」というお話もうかがいました。

共に学び、共に生きる
——From "Working for" to "Working with" ——

緩和ケア＝患者、家族＝痛み、苦しみ

開発援助＝途上国の人々＝痛み、苦しみ

包括的ケア——自立支援——QOL 向上

"愛"
——From "Feeling for" to "Feeling with" ——

途上国の人々から私たちへのメッセージ

"If you have come to help me,
you are wasting your time.

But if you have come
because your liberation is bound up
with mine, then let us work together."

Lisa Watson
(Australian aboriginal women leader)

２点とも小野道夫医師作成・提供

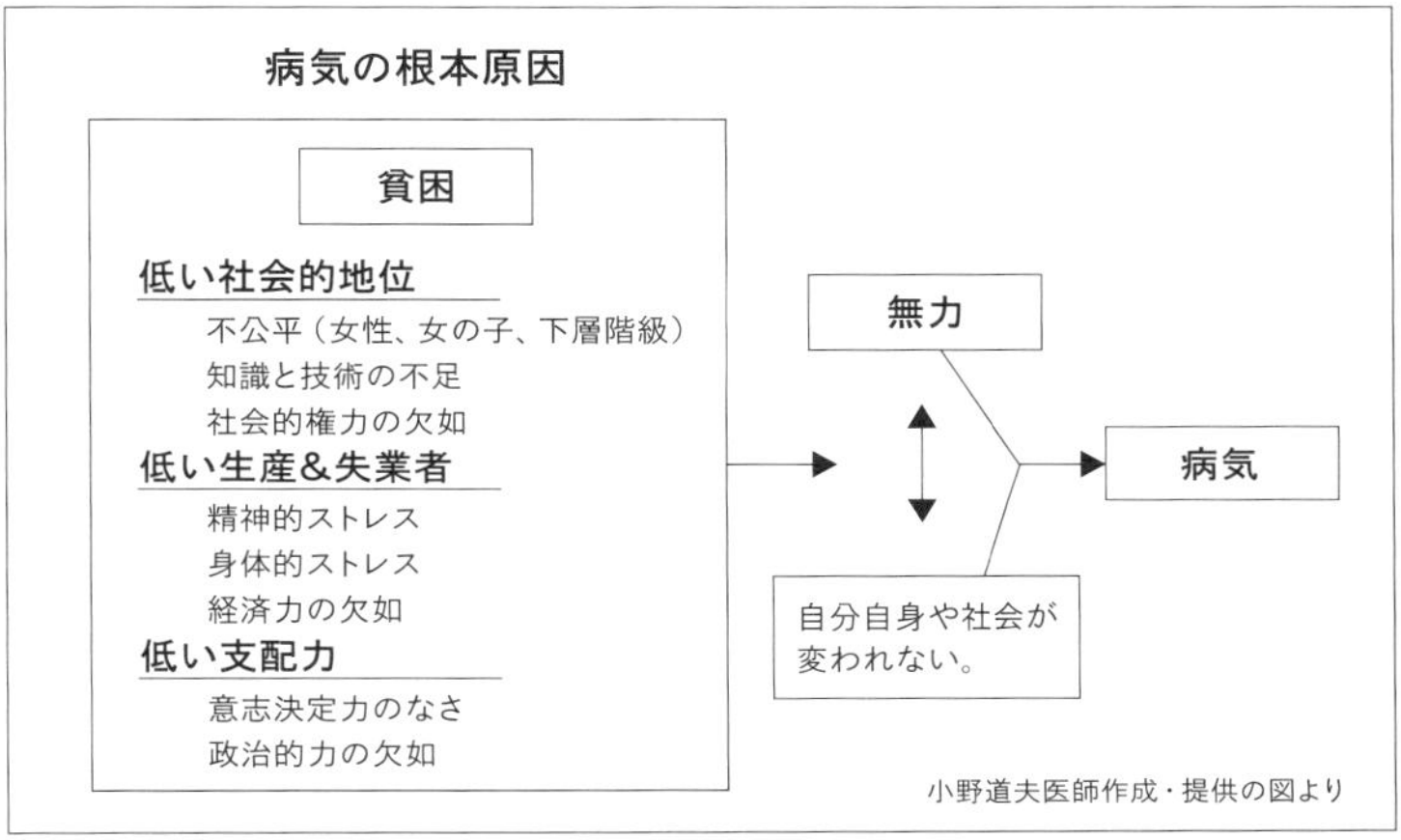

図１　病気の根本原因

病気の根本にある「貧困」

私たちはいま、日本で、病気やケアのこと、病気を病院で治すことや、不治の場合でも終末期をどう過ごし、どう支えるかということを一生懸命考えてやっています。でも、途上国の人々の問題はまた別のところにあります。

図1は、病気の根本原因はどこにあるのかを示したものです。それはつまり「貧困」だと言っています。貧困のために社会的地位が低くなる、力がない。それから、生産性も低いし仕事もない。そうすると自分たちの生活や社会をコントロールする力がない。図の右側に「無力」とあります。お金がない、社会的地位がない、生産性がないので力がない。自分自身をコントロールできない、変わることができない。社会を変えることもでき

ない。それが根本的な病気の原因だということです。そういうことを小野先生は話してくれました。

インド・ケララ州の緩和ケア

さて、二〇〇四年にインド・ケララに行った時の報告です。下が、そのときのワークショップのポスターです。International Workshop on Community Participation in Palliative Care ですから、「緩和ケアにおけるコミュニティの参加に関する国際ワークショップ」ということです。二〇〇四年の一一月でした。世界中から三〇〇人ぐらい集まっていました。

ケララ州があるのは、インドの南端の西側です。小さな州ですが、インドは国全体の人口が一〇億、一二億ぐらいですから、ケララ州だけでも三千万の人がいます。

表1は、その当時のアメリカとケララの比較です。

ケララ州の一人当たりの国民所得はアメリカの約一〇〇分の一です。けれど、乳児の死亡率はインド全体の平均が六一に対してケララは一一。それから平均余命（寿命）はインド平均が五八、五九歳のときにケララ州では男性が六九歳、女性が七四歳。男性についてはアメリカの黒人よりもいいという指標が出ています。その根本になるのが、識字率。これがケララは非常に高いので

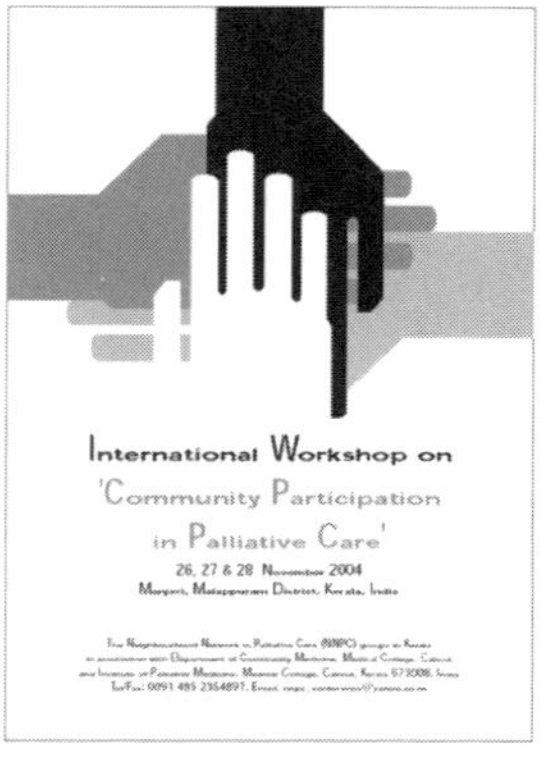

コミュニティ緩和ケア国際ワークショップのポスター

表1　ケララ州と米国の比較

	ケララ州	USA
GNP	$380	$34100
乳児死亡率	11 （インド平均 61）	白人（5.7）黒人 (14.0)
平均余命	男（69）女（74） インド平均　男（58.5）女（59.6）	白人　男（75.0）女（80.2） 黒人　男（68.6）女（75.5）
識字率	男（94.2）女（87.9） インド平均　男（76）女（54）	96

図2　がん医療における資源の使い方（WHO 指針　1989）

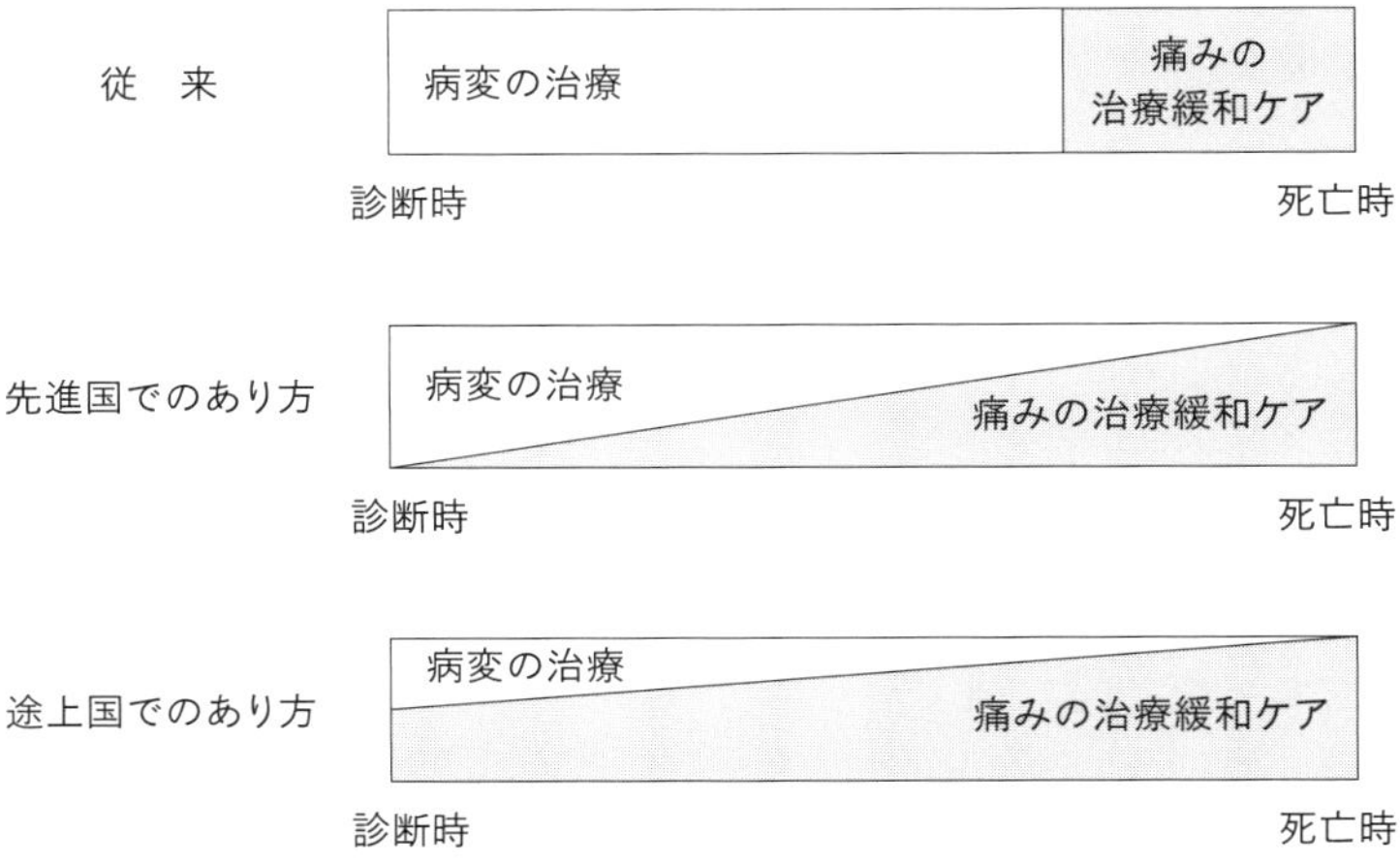

す。インドの平均と比べて非常に高い。ケララはそういうところです。

ＷＨＯ（世界保健機構）が作っている「がん医療における資源の使い方」［図２］というものがあります。

私たちはよく上の二つの図をみます。従来のように病気の治療を行なって、ストンと緩和ケアに移るのではなくて、病気のはじめから緩和ケアに関心をもってやっていこうと。自然に移行していこうということが、がん対策基本法などでも言われています。

ところが、上の二つだけに注目しているとそのことしか見えないんですが、一番下の図に目を移すと、途上国でのあり方というのが見えてきます。

白い部分は従来の積極的治療に使える医療資源の部分です。途上国では当然それが非常に少ないので、病気が進んでから発見され、治療の手段が乏しいことが非常に多い。ということは、これを見てもわかるように、緩和ケアを必要とする人が非常に多いということになります。実際世界で緩和ケアを必要とする人の八〇％は途上国の人々なのです。

進んだコミュニティ緩和ケア

ケララ州は特徴的な点があります。世界で最初に共産党の政権ができたところでもあり、非常に民主化が進んでいます。例えば教育の面、保健医療の面、それから市民の自立という点でも非

〈ケララ州「地域緩和ケア活動」〉

在宅ホスピスケアの組織化〈住民主体活動による自立〉

・地域緩和ケアセンター
・住民ボランティア
・住民グループによる活動運営
・住民の献金による資金支援
・病院、政府との協働

常に進んだ面があります。詳しい説明は省略しますが、そのインドのケララ州で、地域の緩和ケア、コミュニティの緩和ケアが行なわれているということです。

それは例えば福岡市の野芥地区で行なわれているような、小さな地域での話では決してなくて、ケララ州の人口が三〇〇〇万と先ほど述べましたが、そのうちの一五〇〇万、つまり人口の半分をカバーする、非常に優れたシステムをつくりあげているということです。そのシステムの一部がこういう形になっています。

私もそのときにワークショップに参加して、少し時間をいただいて日本の在宅ホスピスの状況をお話ししました。外国の人たちはすごく熱心に聞いてくれますし、いろいろなことに関心を持って必ず質問してくれます。講演が終わったあともたくさんの人が質問してくれました。

翌日二日目は、山の中にあるクリニックに行って、そこの医者と話をしました。写真左に座っているのがその医者です。三〇歳前後で若いです。彼は最初、医者になって金持ちになって、ベンツを乗り回そうと思っていた。ところが学生時代に母親が病気になったことをきっかけに、社会的な問題に関心をもつようになり、卒業してからここのNGOがやっているクリニックの医者になった。つまり、NGOが雇う医者になったということです。日本ではちょっと考えられない状況ですが、そういうところをみてきました。

三日目には、二人の医者が自分たちがケララ州でどういうことをやってきたのか、カリカットでどういうことをやってきたのか、ということを三〇分ずつ淡々とスライドを使いながら話してくれました。私は英語が下手なので半分ぐらいしかわからなかったのですが、それでもものすごいことをやっているなと。しかもそれは、私たちがこうやりましたということではなくて、地域の人々がこういうことをやりました、という話なんですね。すごいと思いました。ひとつひとつの小さな努力が大きな成果に結びついて、そしてそれが現在、WHOのひとつのモデルとして、途上国でこういうやり方でやっていこうということで進められています。

講演が終わると、みんな立ち上がって感動の拍手。素晴らしい話でした。

このとき、ほかにもいろいろな出会いがありました。例えばイギリスのデイビット・クラーク

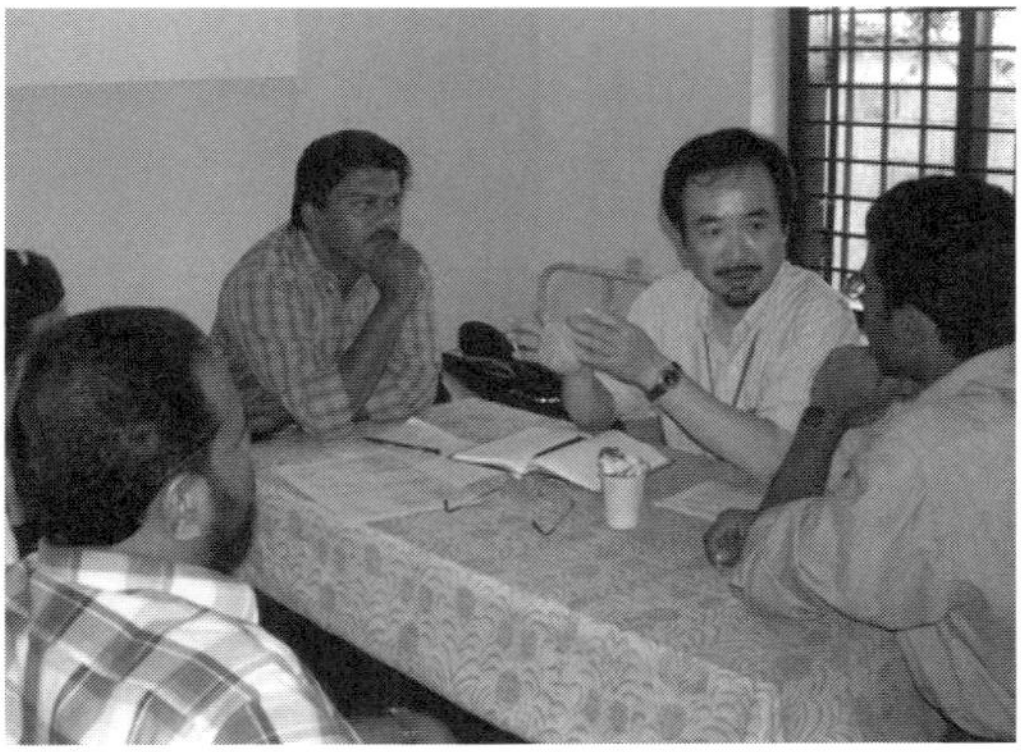

ケララの山の中のクリニックで現地の医師と

博士。グラスゴー大学にいて、途上国におけるホスピス運動を支援している人です。その人ともお会いしました。それからハルマラ・グプタさんという女性［155頁参照］にもお会いしました。私はこのケララでいろいろなことを学ぶことができました。

コミュニティケアって簡単に言葉でいいますが、それは何なのか、どうやってつくるのか、あるいはつくることができるのか。あるいは、文化が違うとコミュニティというのは違ってくるのか。日本ではコミュニティが崩壊したと言われているけれども、それは本当なのか。あるいはそれを再生する必要があるのか。再生するにはどうすればいいのか。そういういろいろな問題を考えるきっかけになりました。

3　途上国に光を見出す

世界から学ぶべきこと

今日は、世界に目を向けるということ、途上国に目を向けるということ、そこから私たちがどういうことを見出せるのかということを、一緒に考えてみたいと思います。

▼世界のホスピス運動を知る〈ehospice〉

先ほどもあげた「ehospice」というウェブサイトがありますが、世界のいろいろなホスピス運動の情報が盛りだくさんです。ぜひみなさんも、パソコンでもスマホでも、「ehospice」と入力して検索してください。インターナショナルチルドレンからインターナショナル、アフリカ、それからラテンアメリカ、オーストラリア、カナダ、インド、ケニア、南アフリカ、UK、USA、そのほかアイルランドなど、一三のエディションに分かれていて、それぞれの分野からいろいろな情報を探ることができます。

そのなかで、先ほど申し上げた途上国の緩和ケアの話をご紹介すると、「世界中で毎年四千万人以上の人が緩和ケアを必要としています。しかしその八〇％が十分な痛みの緩和を受けられない」、二割ぐらいしか緩和ケアにアクセスできないということです。そしてその八〇％の大部分は途上国にいます。

▼ICPCNへの募金呼びかけ

ehospiceのページを少し紹介しますと、これは南アフリカのテレビ記者がロンドンマラソンに出て、ＩＣＰＣＮのための、募金を呼びかけるという内容です。ＩＣＰＣＮというのは「国際子ども緩和ケアネットワーク」(International Children's Palliative Care Network) の略称で、子どもの緩和ケアのネットワークです。それに「募金を呼びかけるために俺は走るぞ」と。走った後の報告も載っていましたけれども、そういう記事が載っていたり、アフリカの緩和ケアに関するセミナーだとか、いろいろな情報がたくさん出ています。

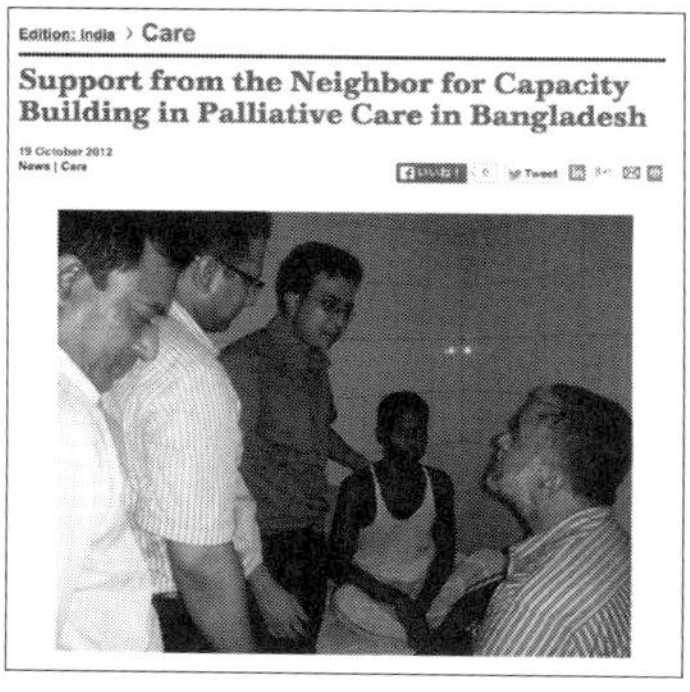

Edition: India > Care
Support from the Neighbor for Capacity Building in Palliative Care in Bangladesh
19 October 2012
News | Care

クマール医師による研修
(〈ehospice〉より)

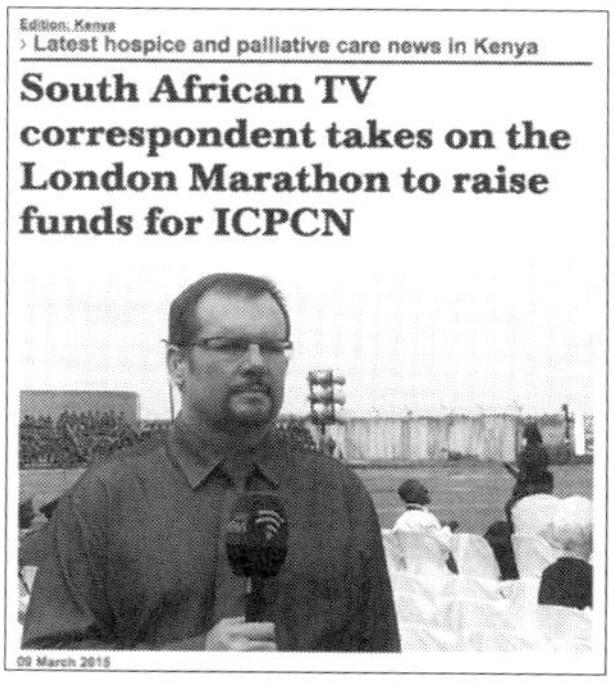

Edition: Kenya
> Latest hospice and palliative care news in Kenya
South African TV correspondent takes on the London Marathon to raise funds for ICPCN
09 March 2015

ICPCNへの募金を呼びかける記事
(〈ehospice〉より)

▼研修サポートも国際的

それから、先ほどお話ししたインドのスレッシュ・クマール先生が協力して、バングラデシュの緩和ケアをサポートする研修を行っているという記事もあります。インドのケララ州でクマール先生が行う六週間の研修の様子が載っています。

▼がんに限らない

また、先ほど、日本のホスピスの対象ががん患者に限られているという問題点を指摘しましたけれども、諸外国ではそんなことは当然ありません。ここでは多系統萎縮症という、神経難病の患者さんに対するホスピスケアの話が出ています。

▼刑務所における緩和ケア

刑務所に行っても、人間病気になりますし、がんになって死ぬこともあります。特に刑務所では患者は非常に苦しい立場におかれます。日本の刑務所でもたぶん行なわれているとは思いますが、ここでは「刑務所における緩和ケア」という話が載っています。「自分たち（緩

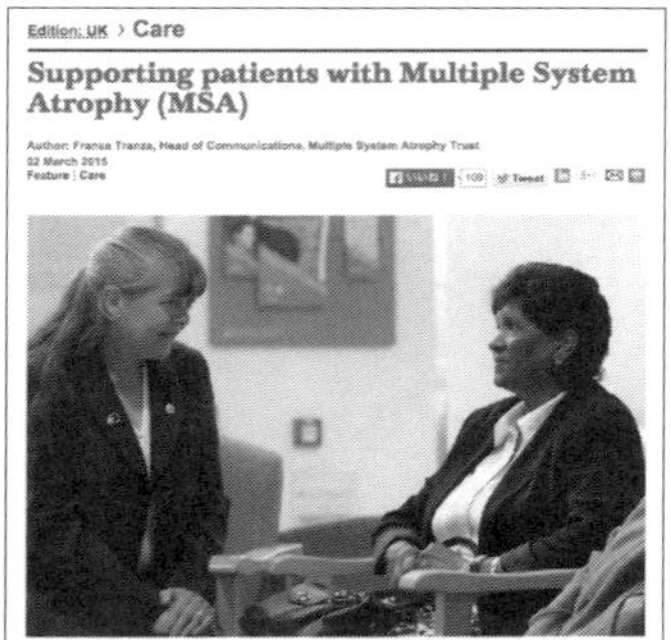

がん患者以外にも対応するホスピスケア（〈ehospice〉より）

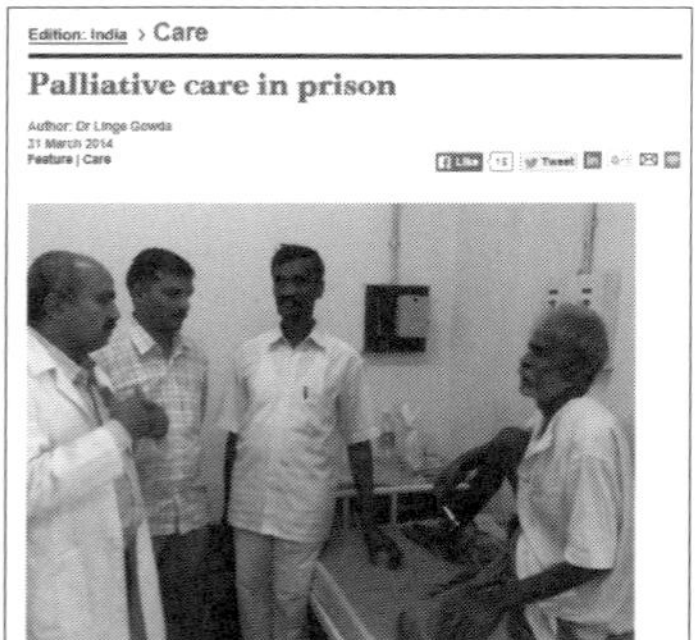

刑務所における緩和ケア（〈ehospice〉より）

和ケアチーム）は、この患者がどういう罪でここ（刑務所）にいるのか知らない。でも、自分たちの力で患者さんの苦しみを取ることができるのであれば、できるだけのことをする」ということが書いてありました。

アフリカの緩和ケア

▼エボラと緩和ケア

二〇一四年から一五年にかけて、西アフリカでエボラ出血熱が流行し、大騒ぎになりました。エボラ出血熱というのは致死率の高い文字通り、life-threatening illness（生命を脅かす病気）です。記事に書いてあるのは、この絶望的なエボラの状況に対して、緩和ケアの人々は何をするのか、どうするのかという問いかけです。日本の緩和ケアの世界でエボラ出血熱がテーマになったということを私は聞いておりません。

▼ケニアのアドバンスケアプランニング

それから、アドバンスケアプランニングというのが日本でもす

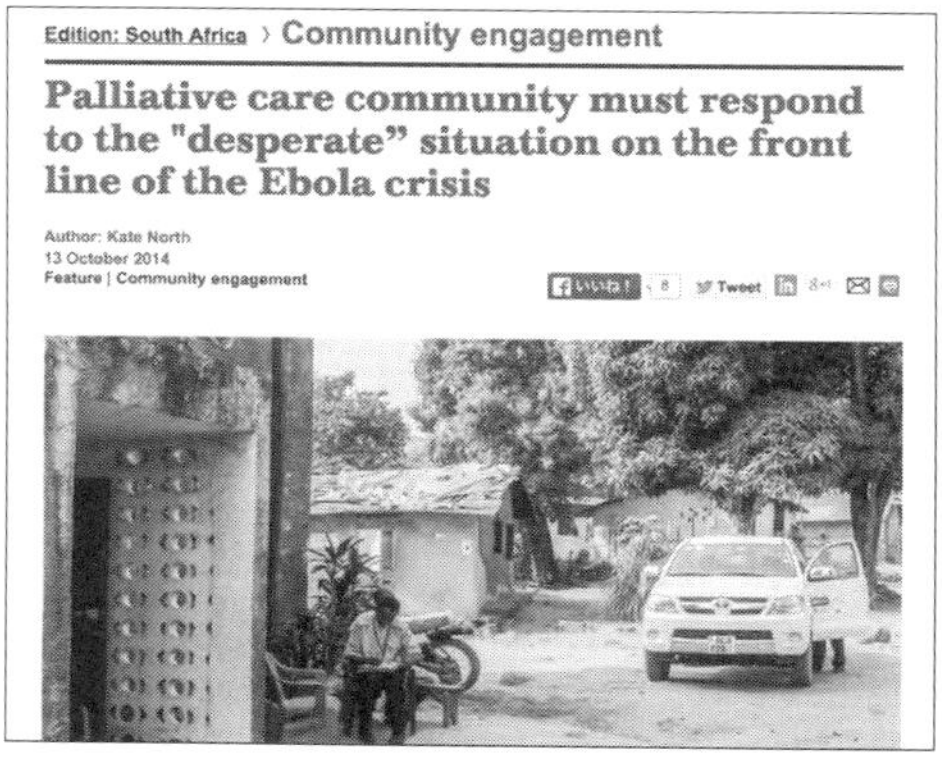
Edition: South Africa › Community engagement
Palliative care community must respond to the "desperate" situation on the front line of the Ebola crisis
Author: Kate North
13 October 2014
Feature | Community engagement
Tweet

エボラに対し、緩和ケア陣営は何ができる？
（〈ehospice〉より）

すめられるようになっていますけれども、ケニアのアドバンスケアプランニングについての情報が載っていました。内容に触れる時間はないので省略しますけれども、まず上に、Advance Care Planning in Kenya, Starting the Communication と書いてあります。アドバンスケアプランニングというのは、自分の意識がなくなったり、自己決定ができなくなったときのために前もって話し合いを重ねていこうということなんですが、その会話、対話、つまり話し合いをはじめようと。非常にわかりやすく書いてあります。こういうかたちで進めるのがいいのかなと私も勉強になります。

▼カメルーン社会のグリーフケア

それから、びっくりしたのが、カメルーンです。カメルーンという国がどこにあるか、知ってますか？　私もよく知らなかったんですが、「カメルーンの社会ではグリーフケアに対する考え方はこうなんだ」ということが書いてあります。カメルーンでもたくさんの人たちが生まれて生きて、病気になって苦しんで死んでいく。それに対して、それぞれの国で緩和ケア協会を立ち上げたり、緩和ケアセンターを立ち

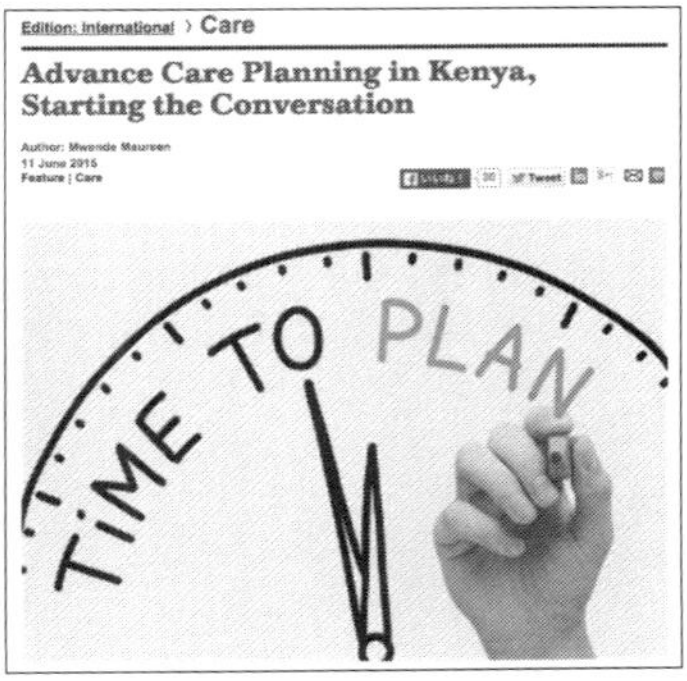

ケニアのアドバンスケアプランニング
（〈ehospice〉より）

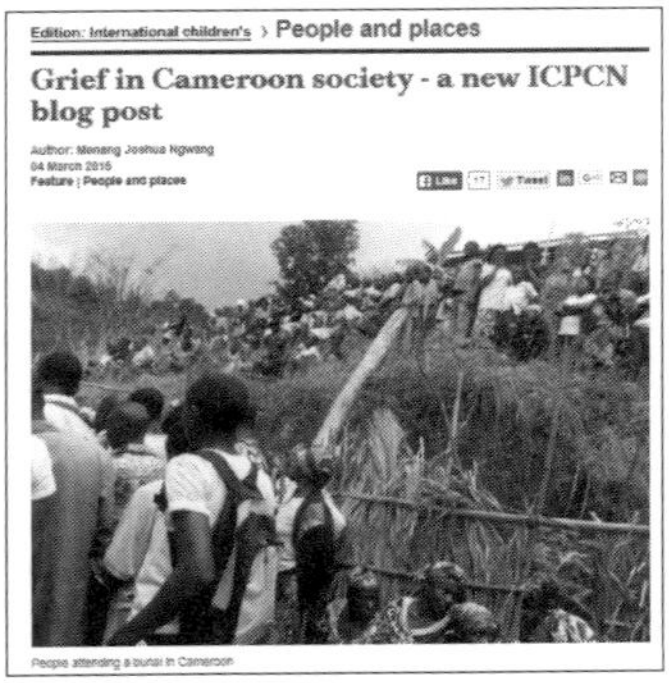

カメルーン社会のグリーフケア
（〈ehospice〉より）

上げたり、緩和ケアチームをつくったり、システムをつくったり、予算を組んだり、政府の方針を決めたり、いろいろなことをしながら対策を練っている。そういう現状を知ることで、私たちが知らない世界にふれ、私自身、ものの考え方もだんだん変わってきたなという感じがしています。

バングラデシュの緩和ケア

▼バングラデシュの取り組み

次に、バングラデシュの緩和ケアについて、ちょっとお話をさせていただきます。アメリカの緩和ケアだとか、イギリスの研修に行ってきた、ヨーロッパの緩和ケア学会に行ってきた、という話ならみんな聞いてくれると思うんですが、私が「バングラデシュに行ってきました、バングラデシュの緩和ケアを見てきました」といっても誰も聞きに来てくれないかもしれません。でも、バングラデシュはバングラデシュで、二〇〇七年に始まって本当に一生懸命活動しています。

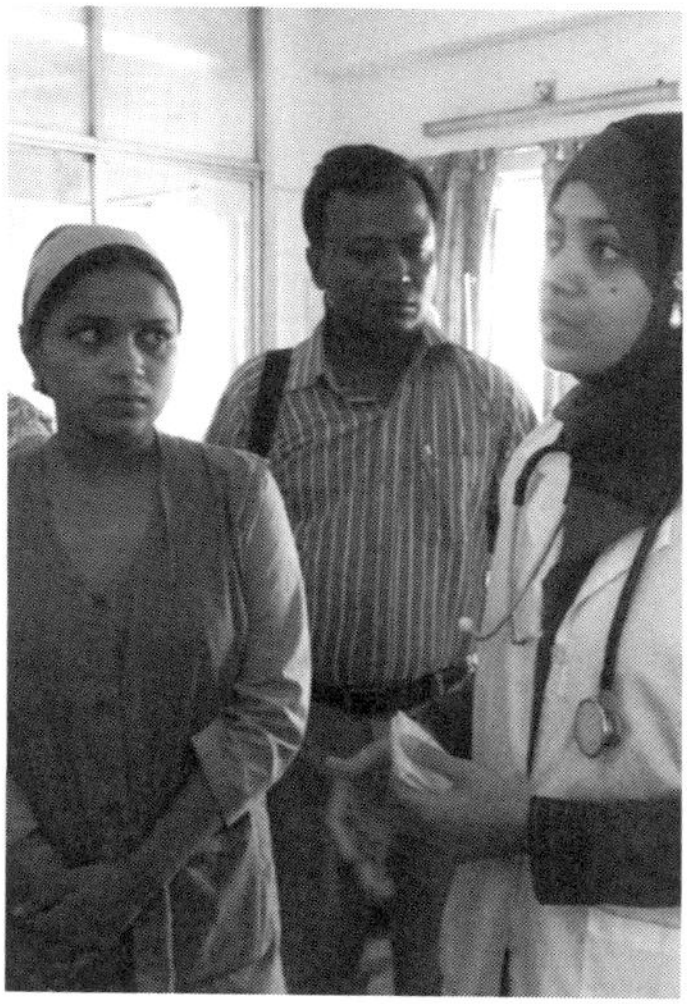

バングラデシュ緩和ケア病棟のスタッフ

これは二〇一四年六月にバングラデシュに行ったときに、現地のスタッフと会った写真です。ダッカに大きな病院があって、そこの建物の中のひとつの四階フロアに緩和ケア病棟がありました。ベッド数は一七です。外来と入院とそれからホームケアもやっています。ホームケア、つまり在宅も「まだまだだけど」とかいいながらですが。

ここは、全国のセンターですから、全国いろいろなところに調査に行ったり、研修指導を行なったり、研修を受け入れたりということをコツコツとやっています。右側の女性は研修医ですごく頭のいい方でした。なぜ緩和ケアを選んだのか？とたずねると、"fall in love with Palliative care."（緩和ケアと恋におちたの）と答えてくれました。

▼子どもの緩和ケア

それから、同じ大学病院の小児科で、子どもの緩和ケアを始めたという記事もあります。そして、「子どもの緩和ケアがバングラデシュで定着しつつある」と書かれています。「学生時代からきちんと緩和ケアを教えることが大切だ」とも書いてあります。写真の女性は小児科の緩和ケアをやっているリーダーです。今度バングラデシュに行く

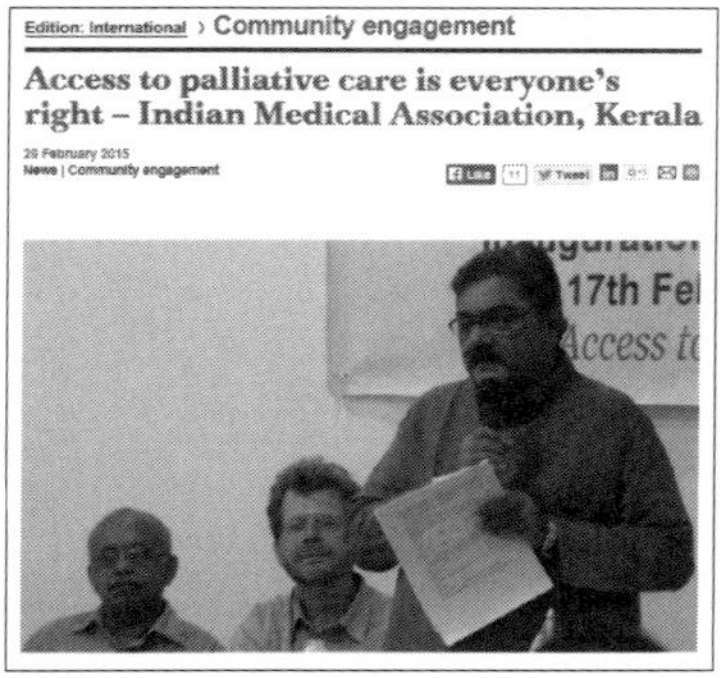

緩和ケアは万人の権利である
（〈ehospice〉より）

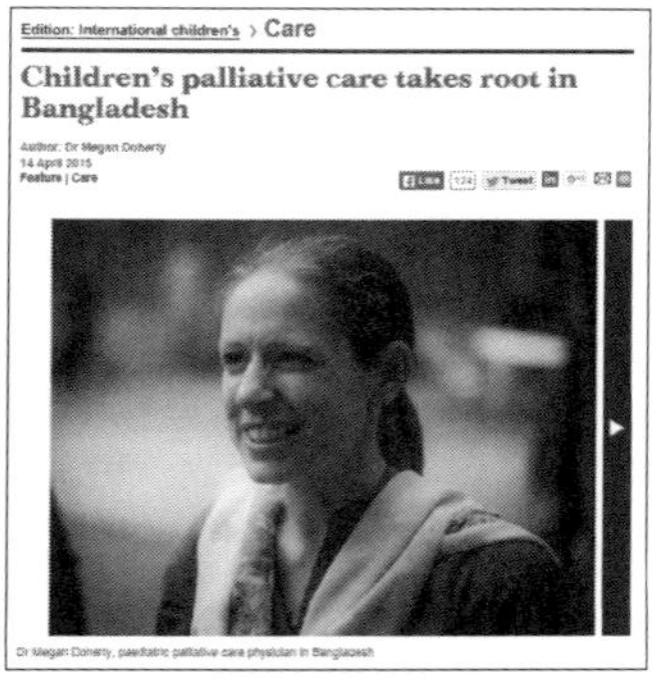
Edition: International children's › Care
Children's palliative care takes root in Bangladesh
Author: Dr Megan Doherty
14 April 2015
Feature | Care
Dr Megan Doherty, paediatric palliative care physician in Bangladesh

バングラデシュの子どもの緩和ケア
（〈ehospice〉より）

ときには、連絡をとってお会いしたいと思っています。

▼緩和ケアは万人の権利

またインドのケララの話に戻ります。ケララ医師会の声明で、こう宣言しています。「緩和ケアを受けること、緩和ケアにアクセスできることは万人の権利である」と。"everyone's right"と書いてあります。全ての人の権利であるということをインドのケララ州の医師会長が宣言しているんですね。日本では医師会長は、緩和ケアについては……、何と言っているんでしょう。

▼愛に包まれて死にゆくことの力

次の記事では見出しに「愛に包まれて死にゆくことの力」と書いてあります。

アメリカの医学部の女子学生が紹介されています。彼女は自分が何のために医者になるのか、どういう医者になればいいのか、非常に悩んでいたときにケララに研修に行って、そこの人たちと一緒に地域を回ったんです、私たちと同じように。そこで愛に包まれて、死を迎えることの意味、力、というのを強く感じて自分がどういう医者になるべきかということをあらためて学んだということです。

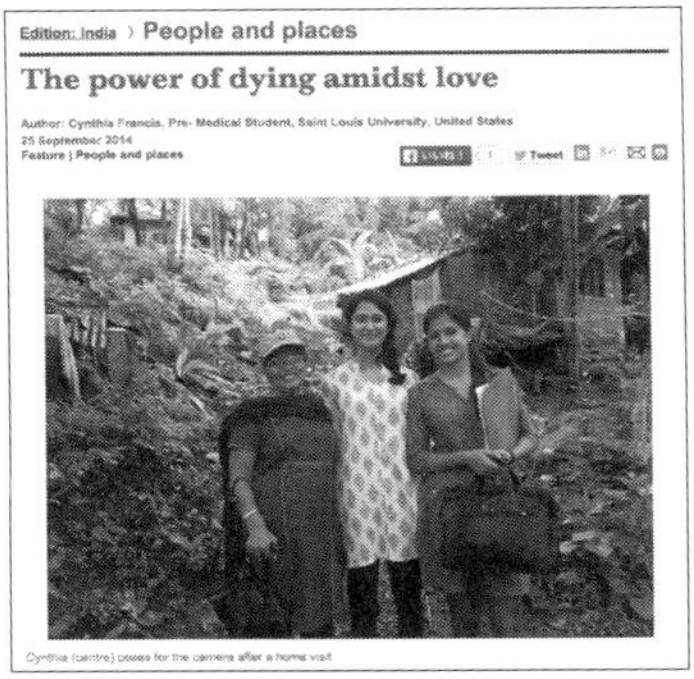
Edition: India › People and places
The power of dying amidst love
Author: Cynthia Francis, Pre- Medical Student, Saint Louis University, United States
25 September 2014
Feature | People and places
Tweet
Cynthia (centre) poses for the camera after a home visit

愛に包まれて死にゆくことの力
(〈ehospice〉より)

4 人々のなかへ

ホスピスから描いた夢

いろいろな話をしてきましたけど、最後に私の二つの夢をみなさんにお話しして共感していただけるとありがたいと思います。

ひとつは「子どもホスピスへの夢」。それからもう一つは「バングラデシュに看護学校を」という夢です。

子どもホスピスの話は、ひかりちゃんという脳性麻痺の一五歳の女の子（彼女ももう二二歳になりますが）との出会いに始まりました。そして、障害を持ったこどもたちが、その家族が、いかに大変な思いをして生活しているのかということを痛感しました。

介護に大変な思いをする一方で彼（女）らと接することを通して学ぶことがたくさんある、あるいはそこでの生活を、意味あるものにしていくことがたくさんある。そういうことを地域の人たちが誰も知らないということ、知らないからサポートできない状況がある、そんなことを知りました。そこでまずレスパイトケアから出発しようということになりました。レスパイトというのは「休息」です。お母さんたちを半日でも一日でも休ませてあげるために子ども達を預かりましょうという「小さなたね」という施設——小さな民家ですけれども——をつくって日中の一時預かりから、現在はショートステイをやれるようになっています。お母さん、家族が休むことで、よりよいケアを継続できます。

また地域の住民の人たちに、その施設をオープンにすることでたくさんの人にきてもらい、地域の中にその子どもたちの姿をみてもらうと。そして協力してもらうということを現在やりつつあるところです。

バングラデシュに看護学校を

私は「バングラデシュに看護学校を作ろう」という活動を行っています。その根拠は、二〇数年間やってきたなかで、この調子でいったら私が死ぬまでに現地の医療は何も変わらないんじゃないかと思うぐらい、依然非常に厳しい状況にあることです。

〈バングラの看護師不足〉

・人口一億六〇〇〇万人に対して、看護師はたったの三万人。

〈日本は、人口一億二〇〇〇万人で、看護師一五〇万人〉
・人口あたりの看護師数は、日本の七〇分の一。
・医師も病院も少なく、健康保険もない。
・人々は貧しく、医療費を払える人は少ない。

特に、医療に関しては、人口一億六〇〇〇万のバングラに看護師が三万人です。三万人というのがどれぐらい少ないかというと、日本が一億二〇〇〇万の人口で看護師が一五〇万人です。五〇分の一です。人口比でいうと、七〇分の一ぐらいになります。もちろん、医者も病院も非常に少なく、健康保険もありませんので、簡単に病院にかかれません。医療費も払えません。
先ほど述べた、地域の中でケアの力を育てていくことは重要だと思うんですが、その根本になる看護師の数が、圧倒的に少ない。私たちはお金や物だけではなく、人を育てる援助や協力をしたいと思っています。

〈看護学校建設・私たちにとっての意義〉
・お金・ものの援助ではなく、人を育てる協力へ。
・看護師という職業の役割を広げ、女性の地位向上につなげる。
・安全な出産、子育てを保障する。

・女性の自己選択、自立へつなげる。
・地域に根ざした看護、ケアを実践し、支えあうコミュニティ作りへ。

それからイスラム教の世界で、女性の地位がまだまだ低いので、女性の地位向上、及び女性の意思決定、自立、ということにつなげていきたいと思っています。

いのちを守る闘い

最後に、心に残る人たちを紹介いたします。

さっきも紹介しました若い女医さんです。私が「どうして緩和ケアをやるんですか、大変でしょう」と聞きましたら、「緩和ケアに私たちは fall in love」、恋をしてしまったと言っていました。

それから、ネザムさんというドクターです。日本に来て緩和ケアを学び、それからケララに学んで、バングラでの緩和ケアを始めた人です。

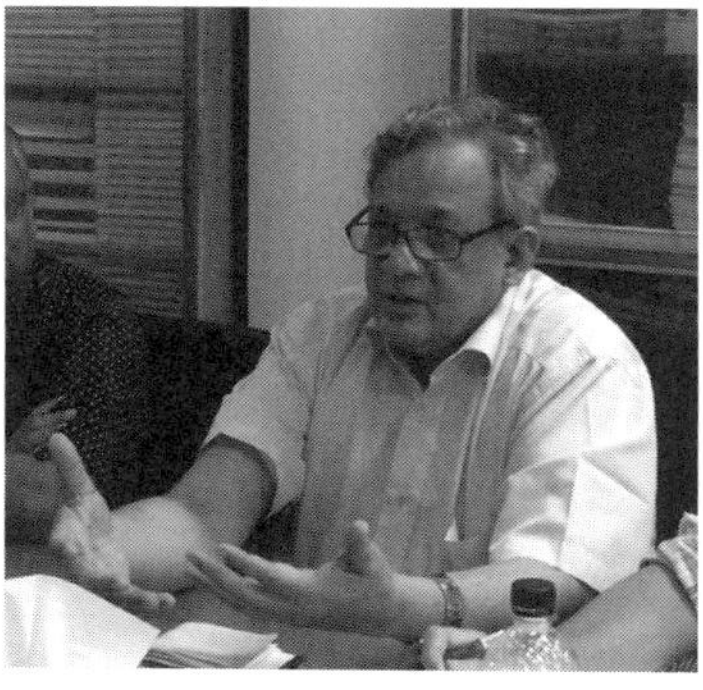
バングラの緩和ケアのパイオニア、ネザム医師

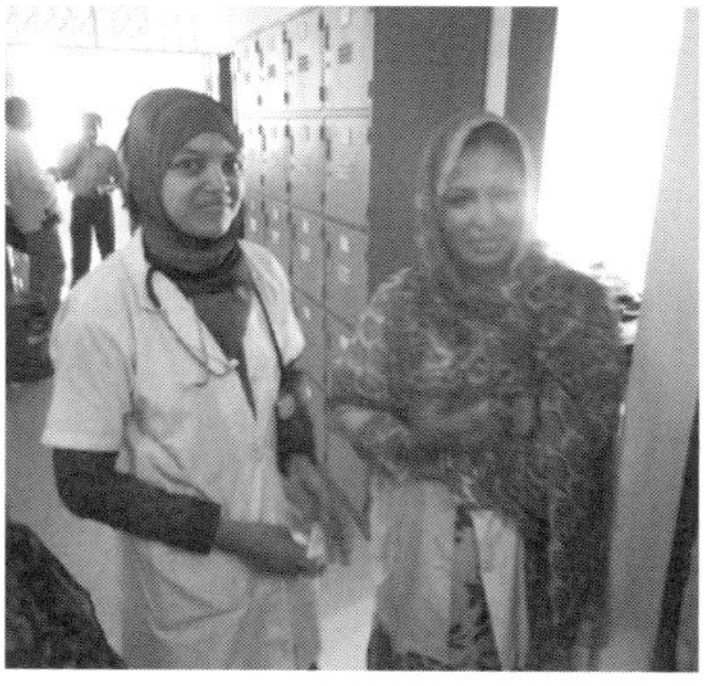
緩和ケアに fall in love と話す若い女医たち

これは私たちが支援しているカラムディ村で働いているヘルスワーカーのエクラムルです。田舎の村で非常に貧しいですけれども、私たちが行った最初の頃からもう三〇年近く一緒にやっています。彼はとても頭が良く、行動力があって、それから話が上手で交渉力もありますし、リーダーシップもあります。何より正直です。医者は何人も変わっていくんですが、彼はずっと変わらずに地域のリーダーとして活躍しています。村の中で母親教室も行なっています。

左の写真はシスター・ローズ。私たちの村とは少し離れていますが、田舎の村で、四〇年にわたって病院を育て、看護学校をつくり、地域の医療システムをつくり、地域を育てているイギリス出身の女性です。私たちの手本になる方です。

私たちはいま、バングラデシュに看護学校をつくろうということで、コツコツとやっています。二〇一六年夏の開校を目指しているんですけれども、それまでにあと二〇〇〇万円ぐらい必要で

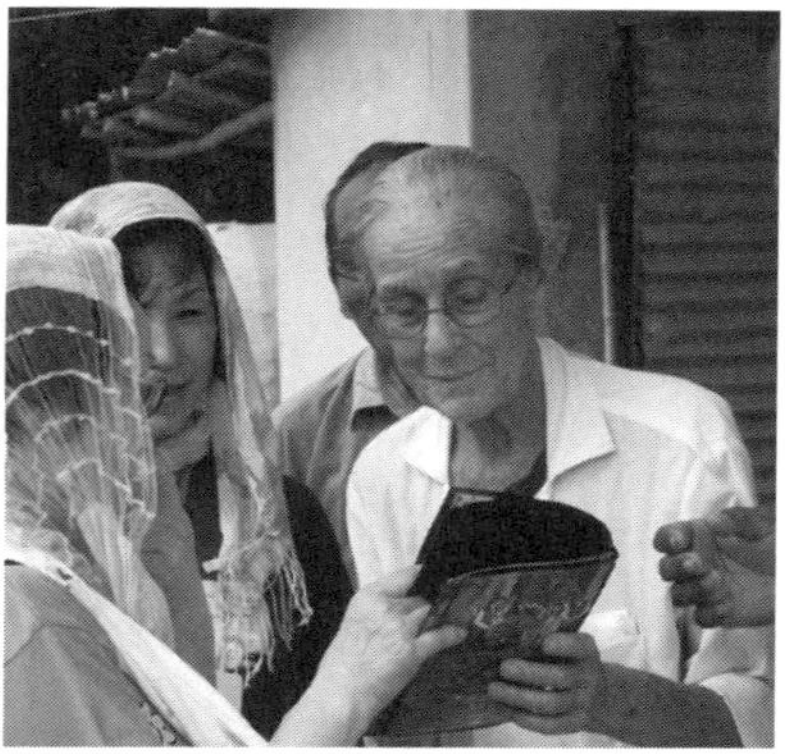
バングラの農村医療に半生を賭けたシスター・ローズ

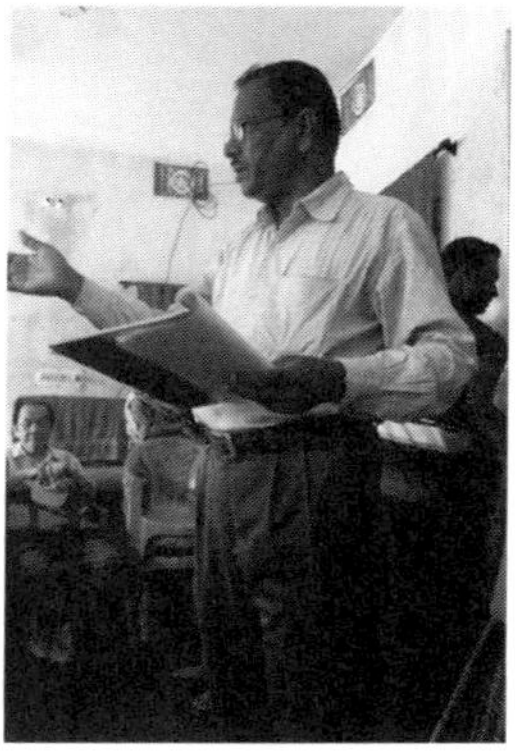
村の有能なヘルスワーカー、エクラムル

す。いままでに四〇〇〇万円近くはなんとか募金で集めて送ったんですけれども、あと二〇〇〇万円ぐらいいるということでがんばっているところです。最終的には一億円が目標です。

募金箱が講演会場のどこかに置いてありますので、中にチャリンでも、パサッとでも、一億円とはいいませんけれども（笑）、ご協力をいただけるとありがたいです。クリニックの前にも、バングラデシュ看護学校建設プロジェクト応援の自動販売機を置いています。

最後になりましたが、ホスピスの話でも何度か言いましたが、緩和ケアががんだけに限られているという日本の現状をなんとかしたいと、看護師だった隈崎行輝さんが署名活動を続けています。ぜひ署名にご協力をお願いしたいと思います。私の話は以上です。

Ⅳ　ホスピスという風——いのちを受けとめる町

山崎章郎
二ノ坂保喜
米沢　慧

「ホスピス」の力

壊してでも乗り越えないといけないもの

米沢　今日の講演はそれぞれの関心領域から、いのちへの向かい方にふれて語っていただきました。

最初にとりあえず、自分以外の方の話についての感想をいただいて、そのあと、今日のテーマ「いのちを受けとめる新しい町へ」に入っていければと思います。

二ノ坂　今日はみなさんも長い時間おつきあいいただき本当にありがとうございます。私も、非常に楽しみながら、いろんな勉強をさせてもらいながら聞きました。ひとりひとりにいろんな思いがありますけども、それぞれに、違った場所からはっきりそれぞれの考え方がでてきたのかなと、視点が違ってそれぞれに勉強になったことがありました。

山崎さんの話ですが、私はもう二〇年近く前から何度もお話聞いてるんですけど、こう言っちゃ失礼ですが、すごく進化してる、という感じがしまして（笑）、スピリチュアルケアに関する理論がかなり完成してきてる、今日すごく自信持って熱が入って話されていて、本当にそうだなと思いました。

それから米沢さんとは福岡でも三カ月に一回、勉強会をやっているんです。最初の頃は正直言って米沢さんの話は難しいなと半分頭が混乱しながら聞いていたんですが、この頃すごくわかるようになってきて、今日の話とか、特に九州のいろいろなところを取り上げていただいて、本当に勉強になりました。

山崎　私は、二ノ坂先生がおっしゃった、「ホスピスは失敗だった」という発言には、非常に衝撃を受けました。つまり、わが国でホスピス運動に比較的早い段階から取り組んでいたものとしては、失敗だったといわれると衝撃ですよね。しかしじつは一九八一年にすでにシシリー・ソンダースさんたちがそれまで取り組んできたホスピス運動について語ったものだったということに触れられました。私もたしかにソンダースさんがそう発言された本のことを思い出しました。

シシリー・ソンダースさんのあの本（『*Hospice: the living idea*』）のなかには、「聖なる牛を撃つ」というようなくだりがあったと思うんですね。つまり、神聖化されてしまったものを撃ってでも乗り越えなくちゃいけないものがあるんだということですよね。

問題はいつだってあるわけです。取り組んでいく問題があるから取り組むわけですけれども、取り組んでいく過程でまた問題が起こってくるわけですね。その

シシリー・ソンダース
（一九一七―二〇〇五）
英・聖クリストファー・ホスピスの創設者。看護師・医師・ソーシャルワーカーの資格を持つ。看護師時代、一人のユダヤ人の末期患者と恋に落ち、「あなたのホームの窓のひとつになりますように」と寄付金を託されたことをきっかけにホスピスを創設。またペインコントロールをホスピスの思想と重ね、末期患者の痛みをとるために医師の資格をとったが、末期患者のもとに「なにもできないが、そばにいること」が大事だとして、生涯、看護師のバッチをつけてホスピスでの仕事を全うした。

ときに、自分たちがつくりあげてきたものを、壊してでも先に進んでいくんだという思いをもたなければ、問題のある現実は変わっていかないいんじゃないかなという気がしております。

ところで、私はどうしても言葉にはこだわりたいなと思っています。例えばホスピスと緩和ケア病棟、これはイコールなのか違うのか、ということなんですね。

医療からの解放としてのホスピスケア

山崎　私がホスピスケアに取り組み始めた頃は、ホスピスは病院医療からの解放であり、病気との闘いからの解放であり、そこでは病気が治癒することがなかったとしても、より人間らしく生きていくことを目指してきたはずですよね。それが医療保険制度の中に取り込まれて緩和ケア病棟になったときから、ホスピスが医療の中に取り込まれ始めてしまったということです。でも、そのことはわが国の緩和ケア病棟の広がりの歴史としては、必然であったので、止むを得ないことだったのですが、あえてソンダースさんの言葉を引用するのであれば、「病院の一病棟として発展してきたわが国の緩和ケア病棟は失敗だったのかもしれない」というふうな気持ちも、いまはあります。

それは在宅ホスピスケアに身を置いて、はじめてわかってきたことですが、本来的なホスピスケアは在宅でこそ、よりその力を発揮できるのだと思うようになってきたからです。緩和ケア病棟は必要ですが、その位置づけは、在宅ホスピスケアの補完的役割、つまり在宅ホスピスケアの拡がりを支える役割であったらいいのではないかと、思い始めています。

また、二ノ坂先生の話のなかで、インドのケララ州やその他の国の「緩和ケア」の取り組みについてご紹介がありましたが、そこで出てきた「緩和ケア」という言葉をみんな共通の意味で使っているのかということが気になるんですね。日本の中でも緩和ケアという言葉はいろいろなところで使われておりますけれども、その緩和ケアという言葉を使う人たちの話をよくよく聞いておりますと、実は、がんの痛みを取ることイコール緩和ケアだと思ってる人たちもいるわけです。

しかし、少なくともわれわれが使う緩和ケアという言葉は、がんの痛みを取ることはそのうちの一部でしかなくてですね、たとえ末期のがんになったとしても、人間らしく生きたい、自分らしく生きたいと願っている人たちに対する、全人的ケアを意味するんだということを共通認識していく必要があると考えています。同じ言葉を使っていながら、ケアの内容が違っているということが起こり得るからです。そこで二ノ坂先生に質問したいのは、先ほど先生が使われた緩和ケアという言葉は共通言語としての緩和ケアということでいいんでしょうか。

二ノ坂　私は共通のつもりです。おっしゃるようにホスピスと緩和ケアをきちんと使い分けるという場合も必要だと思うんですけど、一般的にやっぱりホスピスアンドパリアティブケアと、ホスピス緩和ケアというような言い方をしているので、一般的な理解としては共通のものとして考えていいんじゃないかと思います。ただ、おっしゃるように厳密に言うとホスピスというものと、それから医療の一分野としての緩和ケア、あるいは緩和医療――緩和ケアと緩和医療も全然違うという言い方もしますけど――「緩和医療」と「緩和ケア」と「ホスピス」というのを、言葉として厳密に分けていくというのは必要だろうと思います。

山崎　共通の理念に立ってこそ、ものは語れるし、問題を共有できるんじゃないかなと思っております。国内においても、また世界においても、そこで使われている言葉が同じだとしても、どういう意味をもって使っているのかということを確認する必要があると思いますし、もしそれが十分な共通言語でなければ修正しながら取り組んでいく必要があるんじゃないかなと思っています。

ケアの力が地域社会の力に

山崎　それともう一つ。二ノ坂先生のお話には示唆的なところがいっぱいありましたが、その中で「ケアの力」というところがありました。

実は今年一月に、私が所長をしている聖ヨハネホスピスケア研究所と、桜町病院聖ヨハネホスピスが共同で地域の人たちを対象にした緩和ケアの研修を行ないました。そのとき、聖ヨハネホスピスの部長をしている三枝先生が講演なさいました。その講演のなかでシシリー・ソンダースさんの言葉を引用して語っていましたけれども、引用された言葉のなかに、例えば「亡くなる間際の患者さんたちが受けたケアの内容が、遺された家族にとって、その後ずっと生きる上での癒しになることもあるし、その後生きることを妨げてしまうこともある」という意味合いの文言がありました。

つまり、同じ晩年を過ごすにしても、そのとき患者さんが受けたケアによって、遺された家族の人たちがその後を胸をはって勇気をもって生きていくことができることにもつながるし、ずっとそのことが深いトラウマになって生きていくことだってありうるんだということなんですね。

医療を主体とするケアの危険

山崎　だからこそ、ケアは大事なんだということだと思いますけれども、そういうふうに遺された家族の人たちがその後生きていく上で力になれるようなケアを提供していくことが、結果的に地域を変えていくことになりうるだろうと考えてい

桜町病院
聖ヨハネ会総合病院桜町病院。山崎章郎が一九九一〜二〇〇五年まで一四年間ホスピス科部長、一九九七年から聖ヨハネホスピスケア研究所所長を務める。当時の記録として以下の著作等がある。河辺貴子・山崎章郎『河辺家のホスピス絵日記』(東京書籍、二〇〇〇)、山崎章郎『ここが僕たちのホスピス』(東京書籍、一九九三/文藝春秋、一九九七)

聖ヨハネホスピス
桜町病院におけるホスピスプログラム。外来と入院で全人的ケアを提供する。ホスピス病棟は病院本館とは別棟で平成六年に新設された。病床数二〇床。

ます。しかしながら、私がいま懸念しているのは次のようなことです。

現在、わが国が直面している高齢社会、多死社会に対する取り組みとして、在宅での看取りを増やすことも視野に入れた地域包括ケアシステムという考え方が広がりつつあり、在宅医療への取り組みが制度的にも後押しされています。そのため、在宅医療に取り組む人たちも増えてきましたが、緩和ケアの本質を十分に理解していない医療者が病院医療の経験だけで在宅での医療やケアや看取りを行うとしたら、そこで発生することは、家族の人たちにとってその後の人生を生きる勇気や力に結びつかない経験になってしまうんじゃないかな、ということなんです。まあそういう意味でも正しい意味のホスピスケア（緩和ケア）が展開される必要性を、あらためて強く感じたということです。

思想としてのホスピス

米沢　いまホスピスか緩和ケアか、緩和医療かっていう話がでています。どっちが本物なのか、医療の現場にいないところでいうと、やっぱりホスピスという視点はきちっと示したいと。これは幸いなことにホスピスは医療用語でも行政用語でもないわけです。思想の概念として残されたものだと思うんですね。

やっぱり言葉というのはすごく大事です。その思想を表すんだというふうなことを考えると、緩和医療や緩和ケアというのは思想にならない。それは臨床の領域ではとても重要なことです。だけど、いのちという本質的なところでどう関わるかというところでいうと、日本では、ホスピスは医療の問題、がん医療として入ったという経緯があるんです。

実際に今日もお見せしてもよかったんですけど、一九七七年七月の朝日新聞夕刊に、初めてシシリー・ソンダース女史のセント・クリストファー・ホスピスが、「死をみとる専門病院」っていうかたちで紹介されるんです〔194頁参照〕。紹介されたのはホスピスを訪問された内科医鈴木荘一さん。その流れのなかで「死の臨床」ということばを使用されたのが河野博臣さん。これが「死の臨床研究会」というのを立ち上げる契機にもなった。「ホスピス」ということばから入っていない。そこで、僕は外科医からホスピス医になられた山崎さんの動向に関心をもって、二〇〇〇年に『ホスピス宣言』（春秋社）というインタビュー本を出したんです。

そして、五年後の二〇〇六年に『新・ホスピス宣言』（雲母書房）を出しました。そのとき山崎さんはがんの痛みを適切に取らない医療は犯罪ですと断言されています。そして、「五年後にまた出しましょう」って話になったんです。『またまたホスピス宣言』、『もう一度ホスピス宣言』でもいいって。ということはホス

セント・クリストファー・ホスピス

シシリー・ソンダースにより、一九六七年、ロンドンに設立。セント・クリストファー・ホスピスが掲げる〈ホスピスケアの原則〉は次のとおり。
①患者を一人の人間（total person）として扱う
②苦しみを和らげる（symptom control）
③不適当な治療（inappropriate treatment）を避ける
④家族のケア——死別の悲しみへのサポート（grief care）
⑤チームワーク（teamwork）

鈴木荘一

内科医、鈴木内科医院院長。一九七七年、セント・クリストファー・ホスピスを初めて日本人として訪問し、日本にホスピスと、それまで日本で一般的でなかった末期患者のためのペインコントロールとしての麻薬の使用を紹介。当初、同院に設置されたミニ・ホスピスは九七年に在宅訪問診療所へ転換。

ピスというのは思想運動なんだ、というこだわりがあったんです。

終末期ケアが医療保険の対象に

米沢　ＷＨＯが一九九〇年にホスピスの課題を緩和医療として国際的に認定した。つまり治療ではない、末期の人たちに対する緩和ケアをきちんとしなさい、と。そして、日本で初めて医療保険の適用になった。保険に適用されたから初めて医療の問題になったんです。それ以前ですと、ホスピスはキリスト教系の人たちの「天国の安息所」のところではあった。だけど、保険がきくということになったときに初めて「ホスピス＝緩和ケア」のニュアンスで一般化したんです。

もうひとつ一九九〇年は、山崎さんが『病院で死ぬということ』（主婦の友社）という本を出されたんです。山崎さんは外科医の立場で、「病院というところはいのちを受けとめるところではない」、「がんで亡くなっていく人の力にならない」というメッセージを出して、「ぼくはホスピスに」って行動を起こしたんですね。大変なベストセラーになった。その頃から多くの人ががん医療に関心を持つようになって、近藤誠さんの『患者よ、がんと闘うな』（文藝春秋、一九九六年）へと続きます。

医療から地域の問題へ

施設から町の中へ

米沢　僕は山崎さんの『ホスピス宣言』の道程につきあったのです。奇妙なことにホスピス医になってすぐ、山崎さんは「いまのホスピスではだめだ」って言ってるんです。そのとき、山崎さんは桜町の聖ヨハネホスピスのホスピス科部長、責任者だったんですね。

その五年後に『新・ホスピス宣言』でもう一度話したんです。そこでは一歩踏み込みまして、ホスピスはいわゆる医療の問題から、もう地域ケアの問題だっていうことで、「ケアタウン小平」という、地域のホスピス拠点をつくられたんですね。

これは、画期的なことなんですよ。メディカルタウンじゃないんです、ケアタウンなんです。ケアタウンということで、地域の三〜四キロ四方の人たちを——それ以上は無理だと——そこに生活している人たちのいのちを無条件で受けとめる、あらゆることをやろうという、そういう意味では都市の周辺で一番最初にや

在宅療養支援診療所
ケアタウン小平
クリニック
東京都小平市に開設（二〇〇五年、院長 山崎章郎）。「住み慣れた地域の中の、住み慣れた住まいで、最期まで療養を続けたい」と希望する患者さんに、専門的な「ホスピス緩和ケア」を提供する二四時間・三六五日対応の在宅専門クリニック。

られたわけです。

ここから、三人がかかわる経緯にもふれておきます。僕は『ホスピスという力』（日本医療企画、二〇〇二年）という本を出してホスピスの系譜をずっと追いかけてきたんです。

そしたら、今度は二ノ坂さんの本『在宅ホスピス物語』（青海社、二〇一一年）が出た。これは一貫して在宅医の仕事ですが、二ノ坂さんはもともと外科医です。だけど在宅というところでしっかりとビジョンを持ってやってこられた。そういう関わりのなかで、三人で五時間しっかり語りあった。それをベースにしたのが、『病院で死ぬのはもったいない』（春秋社、二〇一二年）っていう本でした。「病院で死ぬということ」から、「病院で死ぬのはもったいない」っていうことにつながったんです。言葉からいうと非常にきわどいんですけども、僕らにはホスピス運動でした。いのちっていうものを受けとめる、地域のなかで、市民の手にもっていく、そういう思いが僕らのなかにあったっていうことです。幸いこの本はタイトルと合わせて、それなりに反響はもらいました。

にのさかクリニック
外来から在宅ケア・看取りまで一貫した医療ケアを提供することを目指し、一九九六年福岡県福岡市に開院（院長 二ノ坂保喜）。「地域のかかりつけ医」をモットーに他の医療・福祉機関とのネットワークを重視し在宅ケアを二四時間・三六五日サポート。

「3人の会」の発足

米沢　それから三年です。その間何度か三人で会う、あるいは講演会や、死の臨床研究会の年次大会で三人で言葉をかわす機会もありました。会うたびに「このままじゃいけませんね」っていう時期があって、実は今年の一月に二ノ坂さんの赤ひげ大賞の受賞のお祝いに三人で顔を合わせて、思わず「3人の会」って宣言したんです。で、実質上今日が発足後最初の活動になります。

「3人の会」って、三人で閉じるってことじゃなくてですね、ホスピスを運動として拓く。今日みなさんに聴いていただいたように、それぞれの流儀、自分の言葉で伝えられたら。そういう機会をつくって、全国のいろいろなところで地域のかかえている問題を話し合える運動体にできたらいいなと。この九月には福岡県宗像市の「宗像ネットワーク」主催の「『いのち』を受けとめる町へ！」の参加も決まっています。

日本医師会
赤ひげ大賞
地域の医療現場で長年にわたり住民の健康、生活を支えている医師が毎年五人選ばれ、功績を顕彰される。

いのちを受けとめる町へ

とも暮らしの可能性

米沢　今日のシンポジウムも僕の話がたたき台になればと、「いのちを受けとめる町へ」、それぞれの視野で四つの例を紹介しました。実際、ほかの地域でも実践されている、そういうものに触れながら、話をすすめたいと思います。

山崎さんの方からお願いします。

山崎　在宅でのホスピスケアに取り組んできて、見えてきた課題のひとつが、高齢社会の中でいやおうなく起きている老老介護です。本人の希望に応えようとして、何とか在宅で看取りができたとしても、「遺された私はどうすればいいの」ということが当然出てきてしまうわけですよね。

これは大きな課題だったんですけども、今日米沢さんにもご紹介いただいたように、ホームホスピスという考え方が、新しい取り組みの可能性として浮かび上がってきたんですね。

私も当初から市原美穂さんたちの活動には非常に注目しておりまして、ホーム

市原美穂
ホームホスピスの草分け、ホームホスピス〈かあさんの家〉創始者。NPO法人ホームホスピス宮崎理事長。

ホスピスがわれわれのいまの在宅ホスピスケアの取り組みの欠けたる部分を補ってくれる取り組みであろうと思っておりました。そしてついに昨年の四月から、小平市の私どもの活動エリアのなかにホームホスピス「楪《ゆずりは》」が誕生したんです。そしていま、がんに限らずに、高齢で障害がある方とか、認知症の方たちがそこを終の棲家として暮らし始めています。新たな施設をつくるということではなく、従来からある家屋を利用して、なおかつ地域の人たちが自分で取り組めるかたちとして、ホームホスピスは大きな可能性を持っています。

在宅ホスピスを語る会

二ノ坂　山崎さんから言われたことの補足みたいになるかもしれませんが、われわれがやっていることもちょっと紹介させてもらいます。

本人に対するケアと、家族に対するケアと、その両方に対するサポートが必要だということに結局はなるんだと思うんですが、具体的に、私たちのところでは、「在宅ホスピスを語る会」というのをやっています。

これは、在宅ホスピスを経験した人たちの思いを語ってもらうことを目的に福岡県内各地でやっています。そんなに大きな会ではなくて、何人かの方たちに語ってもらう。なかには話すのが苦手な人もいますので、関わったスタッフ、看護

ホームホスピス「楪」
東京都小平市に二〇一四年開設。NPO法人ホームホスピス武蔵野が運営。マンションの一階を利用し、都市型の新しい社会モデルとしても注目される。定員五名。

在宅ホスピスを語る会
在宅ホスピスを経験した人たちに話をしてもらい、それを地域の人たちが聞く会。福岡県の各地で年十回ほど開催。

師とか医師とか介護士とかソーシャルワーカーとか、そういう人たちが質問するかたちで話してもらう。一人に対して一五分か二〇分ぐらいの話をしてもらうことをやっています。一回につき三人ぐらいに語っていただきます。

在宅ホスピスを経験した人たちは、「自分たちがやり遂げた」という達成感が強く、こういうケアの仕方があるんだ、ということを伝えたい気持ちが強いんです。それをこれから在宅をやろうとする人たちや在宅をやっている人たちに伝えたい。そんな思いがあります。あるいは自分が経験した思いに、共感してもらいたい、という思いかもしれません。

聴くのは地域の人たちや、自分も病院や在宅で家族を看取った方たちです。三〇人から五、六〇人が集まります。

福岡ではけっこう定着してきて、一〇カ所あまりでやるようになっています。この意味はとても大きくて、在宅ホスピスを経験した人たちにとっても、自分たちのことを振り返るということで、それからそれを聴く地域の人たちにとっても、具体的な在宅ホスピスに関わった人の、自分たちとひょっとしたら同じ立場になるかもしれない人の話を聴くというのはとても意味があると思います。

郵便はがき

料金受取人払郵便

神田局
承認

2632

差出有効期限
平成29年11月
10日まで
（切手不要）

101-8791

535

千代田区外神田
二丁目十八—六

春秋社

愛読者カード係

＊お送りいただいた個人情報は、書籍の発送および小社のマーケティングに利用させていただきます。

(フリガナ) お名前	(男・女)	歳	ご職業
ご住所 〒			
E-mail		電話	

※**新規注文書** ↓（本を新たに注文する場合のみご記入下さい。）

ご注文方法	□**書店で受け取り**	□**直送（宅配便）** ※本代＋送料210円（一回につき）	
書店名	地区	書名	冊
取次	この欄は小社で記入します		冊
			冊
			冊

ご購読ありがとうございます。このカードは、小社の今後の出版企画および読者の皆様とのご連絡に役立てたいと思いますので、ご記入の上お送り下さい。
ご希望の方には、月刊誌**「春秋」**（最新号）を差し上げます。　　**＜ 要 ・ 不要 ＞**

〈本のタイトル〉※必ずご記入下さい

●お買い上げ書店名（　　　　　地区　　　　　　　書店　）

●本書に関するご感想、小社刊行物についてのご意見

※上記感想をホームページなどでご紹介させていただく場合があります。（諾・否）

●購読新聞	●本書を何でお知りになりましたか	●お買い求めになった動機
1. 朝日 2. 読売 3. 日経 4. 毎日 5. その他 （　　　　　）	1. 書店で見て 2. 新聞の広告で （1）朝日 （2）読売 （3）日経 （4）その他 3. 書評で（　　　　　　　紙・誌） 4. 人にすすめられて 5. その他	1. 著者のファン 2. テーマにひかれて 3. 装丁が良い 4. 帯の文章を読んで 5. その他 （　　　　　　　　）

●内容	●定価	●装丁
□満足　□普通　□不満足	□安い　□普通　□高い	□良い　□普通　□悪い

●最近読んで面白かった本　（著者）　　　　　（出版社）

（書名）

㈱春秋社　電話03・3255・9611　FAX03・3253・1384　振替　00180-6-24861
E-mail:aidokusha@shunjusha.co.jp

ボランティアが支えに

二ノ坂　それからもう一つ、私のクリニックで自慢できるのはボランティアです。八年ぐらい前から県も協力してくれて、在宅ホスピスボランティアの養成講座をやっています。五、六回の講習と現場の実習などもやって、ボランティアに修了証を出します。チームを組んでやりますが、この活動が素晴らしい。現在五〇名ほどの人が登録してくれていますが、まあ、いろいろなことをやります。デイホスピスをやったり、訪問診療や看護に同行したり、聞き書きをやったり、手紙の代筆をやったり、留守番やったり、見守りやったり、それからイベントの同行もやったり、必要なことはなんでもやるということです。ただ単に私たちが忙しいからできないことを補うという感覚ではなくて、私たちがサポートしている患者さんたちの生活をより豊かにしていくという感覚でやっています。それが一番ボランティアの人たちにもやりがいがあるし生きがいにもなる。実際に患者さんや家族にとってありがたい支えになっていると思います。

よき最期の条件

二ノ坂　この根本になるのが、私の考えでいうと、よき最期、あるいはよき看取りというのは四つ条件があると思うんです。

ひとつはその人がどういう人生を生きてきたのかということです。それからもうひとつは、それを支える人たち、家族の人たちとの関係が良好だったかということ。ただし、この二つは私たち医療者はほとんど関われない領域なんですね。三つめが最期の時期に悔いのない十分な介護ができたか。これは家族の問題が大きいですが、そこに私たちは十分関われます。それから、最期が穏やかだったか。――この四つの条件が満たされると、家族の満足度も高いし、私たちもいい看取りだったと振り返ることができます。

ただ私たちが関われるのは、その最後の二つで、十分な悔いのない介護ができたかということと、最期が穏やかだったかということに関しては私たちのサポートの割合が大きくなります。ただその前のその人の人生の生き方や家族との関係性の部分に関しては私たちはほとんど関われない。せいぜい一部分、家族関係の修復に関われる場合もありますけど、それはごく一部だと思うんです。そうすると、私たちのやっていることは最後のほんの一部分なんだという謙虚な認識というのがすごく大事だと思うんです。

よく私たち医療者が「この人を、最期まで人間らしく看取った」とか「その人らしく看取った」っていいますけれども、なかなかそこまでは言えないというのが正直な気持ちです。その人がどう生きてきたのかということの最後の部分に私たちの物語が重なり、私たちにも彼らの物語が重なるというようなことかなということを思います。

取り組みはどのように広がるか

米沢　地域での取り組みがどう広がっていくかということについてですが、医療福祉関係では制度上で問題が出てくることもあります。民家利用の場合、消防法なども気になるところですが、そのへんのことを山崎さんの「楪」、ホームホスピスの例からいかがでしょうか。やっぱり何かチェックが入るんでしょうか。

山崎　まず民家を利用した場合の消防法なんですけども、ここは若干やっかいな課題ではあるんですね。

いま有料老人ホームを規定する法律がありまして、ひとり以上の高齢者に食事や介護を提供すると、有料老人ホームとみなされるということなんです。ひとり以上ですから、五人だったら当然そうなってしまうんですけども、しかしながら、今日の話にありましたように、ホームホスピスは決して有料老人ホームを目指しているのではありません。

目指してきたのは、例えばがんなどで入院していたけれども、入院を継続する

有料老人ホームを規定する法律
老人福祉法第二九条の規定では、「常時一人以上の老人を入所させて、生活サービスを提供することを目的とした施設で老人福祉施設でないものをいう」とされる。以前は入所者数は一〇名以上で、食事の提供をしていることが基準となっていたが、二〇〇六年四月の法改正により、入居者が一名でもいてなんらかの介護サービスを提供していれば、有料老人ホームに該当することになった。

理由がなくなり退院をしようと思ったけれども一人暮らしだし、病いを抱えていて自宅では暮らせない。でも地域に戻りたい。できればそこで最期を迎えたいと願っていてもいままでは転院か老人施設のようなものしか選択肢がなかったわけです。そこにその人たちの、まさにいのちを受けとめる場所としてのホームホスピスが誕生してきたということになるんですね。

だから、ホスピスは思想でもあるし、運動だという考え方からいうと、思想と運動のうえに誕生してきたものが、制度上の有料老人ホームにイコールされてしまうことは納得できないわけです。で、宮崎市ではそこはなんとかうまくやってきているんですね。で、いま東京都小平市の「楪」は、最初は東京都の担当部署からそこは有料老人ホームであるというような位置づけがされてきたんですけども、でも、このことに関しまして何度か厚労省の方々といろいろなやりとりをしておりまして、やっぱりこれは従来の有料老人ホームの法的位置付けだと当てはまらないね、というふうな見方に変わってきております。

先日、私と、宮崎の市原美穂さんと、小平の「楪」の嶋崎理事長、それから応援してくれている高齢者住宅財団の理事長高橋紘士先生の四人で東京都の老人福祉局に行って、私は在宅ホスピスケアの必要性を語り、市原さんはホームホスピスの意義を語ってきたんですね。

そこには、東京都の関連部署の方たちもたくさん参加しておりました。いろいろと意見交換しましたが、ホームホスピスを有料老人ホームという位置づけにすることは、やはりしっくりこないと言うことでは意見が一致した感じでした。そこに関しては、やっぱり別な見方をしなくちゃいけないんじゃないかと。ただし、火災の問題は大きな問題ですから、そこをそれなりに十分おさえていくことができれば、ホームホスピスが広がっていく可能性はあるんじゃないかなと感じております。

市民社会の力

二ノ坂　非常に重要な問題だと思っています。私たちはいろいろな活動を、国家の枠のなかでやっていますし、医療に関しては診療報酬という国民の保険料でやっているので、そのなかで制度のルールを守らないといけないというのは確かです。ただ、私は「バングラデシュと手をつなぐ会」を三〇年近くやっています。そのなかでいろいろなNGOやボランティアの勉強をしてきました。例えばアメリカやヨーロッパでは行政機構と民間のボランティア団体やNGOとかが、同じように市民社会を形成してきているということが言えます。

例えば、行政が何かをやろうとしたときに、関連する民間の団体が意見を持っ

バングラデシュと手をつなぐ会
一九八九年設立、二〇〇四年NPO法人化。バングラデシュのカラムディ村のNGO「ションダニ・ションスタ」と協力して、村の教育・医療支援の分野で国際協力活動に取り組む。

ている。反対があったり賛成があったり、協力があったり批判があったり、ということが行なわれているのが、普通なんです。

日本の場合は行政の力が大きくて、ボランティア、NGOというのは小さな力しかもっていない。しかも、場合によっては近頃はボランティアを上手に利用して、行政が自分たちのあんまりできないところ、不得意なところを穴埋めしていくようなやり方をしている。そのへんが、日本と欧米の違い。

それから、バングラデシュでいうと、例えば僕らが何年か前に行ったときに、一度ぐらい厚生大臣に挨拶に行こうといって厚生大臣に手紙を出して厚生省を訪問したことがあるんです。

大臣の部屋に通されるとすぐに厚生大臣が出てきて、開口一番、「あなたたちの活動に感謝しています。この活動を他のところにも広げてくれませんか」というんです。私たちの、ちっぽけな、日本の小さな都市でやっているNGOに「もっとやってください」というわけです。それぐらい、例えばバングラの場合は政府の力が弱い。お金がない。バングラではNGOの力とかボランティアの力が相対的に大きくて、場合によっては行政のお金とか力を上回っている場合もあります。

それから、インドのケララの話ですけれども、ケララでコミュニティ緩和ケアのシステムをつくっているのはＮＧＯです。ではＮＧＯが政府からお金をもらっているかというと数パーセントしかもらっていません。ほとんど地元の人たちからの募金により集めたお金です。例えば私のクリニックでバングラの募金箱を設置しているみたいにしてやっているんです。それを、市内の商店においている、ＮＧＯのリーダーが一軒一軒回ってお金を集める。だからそのお金をもらうだけではなくて、この人たちがやっているから支えるんだという住民の基盤が非常に強いということです。そういう意味ではかえってバングラやケララの方が日本よりも市民社会が育っているかもしれない。直接な答えではないですけれども、そういうことを思っています。

過去にとらわれない

枠組みを超えた動き

米沢　僕は世界的な視野でいえる力はありませんが、福祉関連の制度自体が借りもので始まり、そのまま完成してしまった。その制度のなかで新たな問題がおきると、機関通達で修正する。市民は制度を整えろ、新しい制度をつくれと行政に訴えるというやり方で行政に向き合う、社会の変化にはそんなやりとりが終始してきたということだろうと思います。時代の要求に対して制度は、行政はいつも「後れ」というかたちできました。

しかし、「後れ」がひどくなると、今日も紹介した事例からもいえると思うのですが、ついに市民も行動をはじめたという思いはあります。「地域包括ケア」というのは、上からしめつけて管理するよりもむしろ、地域のなかにある主体的な活動そのものを受け止めていこうという感じもするんですよね。自助、互助、共助、公助、というような序列としてある。制度上お金を出すからこうやりなさいというような枠組みはすでにあるけれど、そのなかでも、自助、互助……つまり自分で考えろ、地域で考えろっていうような考え方が、行政の方にもできつつあります。

それに便乗するのではなく、自分たちが必要とするものをどうしたらいいのか問いつつ活動している人たちがいま、非常にいきいきとしていると思うんです。今日紹介した人たちは、基本的にそうだと思うんですね。

長野県上田市の井さんも、医師の立場にとどまらず、まず市民としてNPO法人「新田の風」をつくられた。困っている人たちを支え受けとめるにはどうしたらいいのか、こうやればいいじゃないか、じゃあやろう、と、実践できている。一方で、「やっちゃいけません」っていう、制度上の問題が出てくる。例えば「かあさんの家」の運営でいえば、スプリンクラーをどうするか、とか、施設として人を何人雇うのが条件だとか、そういうことですね。でも実際それは、新しい「とも暮らし」という、地域の暮らしの試みとしての解決の道はあるはずなんです。

こういう活動をしたい。その場合にはどういう規制や制約があるのか。みんなよくそこから入りますけども、いま目の前にいる困ってる人をどう支えるか。意外と切り開かれるものがある。そういうお手本を今日は紹介したつもりです。

とくに福祉関係では、それぞれ地域・風土からの自然な受けとめ方が活かされ

NPO法人
新田の風
長野県上田市・新田地区で井益雄医師（い内科クリニック院長）が中心となり、地域住民自ら立ち上げる。「安心して老いを迎えられるまちづくり」をめざし活動を行う。

ている場合が多いようにおもいます。老人福祉制度としての特別養護老人ホームでの「看取り」なども、東京ではまだ「看取りはしない」とか「亡くなりそうになったら病院へ」などといっています。実際には、長野の施設ではほとんど当然のように看取られているわけです。逆に特養施設に入った人でも、時には自宅に帰ってスタッフも一緒に一泊して戻ったりとか、そういうことも自在にやれているのです。

問われる都市での受けとめかた

米沢　裏を返しますと、こういう問題は、都市が深刻なんですね。東京、神奈川も含めて、都市生活をしている人たちの一人暮らしとか孤独死、これからどういうふうに受けとめていくのか。東京では早くから訪問看護や相談支援をめざして実践されている秋山正子さん等いらっしゃる。そのあたり東京周辺で山崎さん、なにかありますか。

山崎　難しい課題ではあるんですけれども、今回行政とのやりとりをして感じたのは、当初行政は「取り締まるぞ」みたいな姿勢だったんですけれども、私たちがホームホスピスの意義を新聞への寄稿や取材を受けるなどして世の中に訴えてきましたし、厚労省のみなさんとも、何回も話し合ったりしていて、また、先述し

秋山正子
株式会社ケアーズ白十字訪問看護ステーション代表取締役、所長。東京都新宿区を中心に訪問看護・居宅介護支援・訪問介護事業を展開。

ました東京都のみなさんも未曾有の高齢社会にどう対処していくかに関しては手探り状態で、従来の制度だけでは難しいと思い始めている、ということがわかったんですね。それで、例えば小平の動きなんていうのは、わずか五人の定員のところですから、全国から見たらほんの焼け石に水ぐらいのものなんですけども、そこで取り組まれている姿勢とか思想とか、そういう考え方が、行政の、まさに責任ある立場の人たちを動かしつつあるということを大いに感じております。今後、行政の人たちがどのような行動をとってくれるのか、それを期待しているところです。

よい例が制度を変える

二ノ坂　二つほど追加です。いまの話でいうと、行政の問題は非常に大切だと思うんです。いま時代が大きく変わりつつあるので、実際に行政も迷っている。どうしていいか、どこかに何かいい例がないか、むしろ逆にいい例を探し出してそれを制度化していきたいと思っているようです。

私たちの場合は「小さなたね」という重度障害者のケア施設をつくりました。重度の障害を持った子どもたちの日中一時預かりです。本来は、医療機関に併設しないといけない。あんまり大きな声で言えないですけど、うちの場合少し離れ

地域生活ケアセンター
小さなたね
地域生活支援事業の「日中一時支援」として、重度障害児の日中一時預かりを行い、介護している方のレスパイト（休息）を提供する。

ているんです。歩いて七、八分離れているんですが、「医療施設に併設したものとみなす」ということで認可を受けたんです。それは結局、さっき紹介した所長の水野が市と交渉して市の担当者が理解してくれ、了解を得たということです。

この意味は非常に大きく、私たちのところでそれができたということは、他の地域にも可能性があるということです。市の担当者も非常に悩んだし、上司ともいろいろ相談して苦しんだかもしれませんけれども、結局最終的にはそれを認めることができた。それが実際、地域の人たちとか子どもたちの役に立って、少しずつ進んでいるということです。そういう実績ができると、じゃあ他の地区でもできるということになっていくんじゃないかと思いました。

それからもう一つ、さっきちょっと言い忘れたんですが、ボランティアのことです。日本になかなかボランティアが定着しにくいとか、定着しないとかいうことがいわれていて、私も最初そう思っていたんです。他人が入っていくことに抵抗があるということもあったんですけれども、実際にきちんとしたトレーニングを受けて、私たちがきちんとした体制で取り組めばそんなことはまったくなくて、患者さんは喜んでくれるし、ボランティアの方も生き甲斐をもっていきいきとしてやってくれる。山崎さんのところもそうだと思いますけれども、これは、驚くほどの成果だと思っています。これは続けたいし、広げていきたいと思っています。

だから、ボランティアに対する見方も、私たち自身が変えていかないといけないということです。

第二部　ホスピスは運動である

V　子どもホスピスから世界を見る

二ノ坂保喜

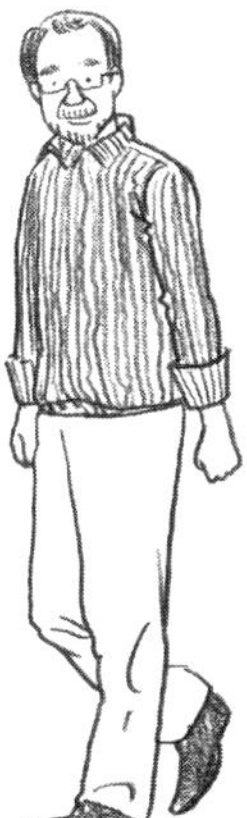

1　はだかのいのちを見つめて

いのちの危機に目を向ける

みなさんこんにちは。ご紹介いただきました福岡の二ノ坂です。今日は岡村文庫のある場所で、話をさせていただき光栄です。

私は福岡市内で開業医として、外来と在宅をやっています。なかでも在宅の終末期ケア、ホスピスケアに力を入れておりますが、今日はみなさんの感覚からするとちょっと離れるかなと思うんですが、こどもホスピスの話と、そこから世界をどういうふうに私たちがみているのかという話をさせていただきます。

私が普段どういうことをやっているのか、どういうことを考えているのかという前提なしにこういう話に入ると、「あれ?」と思う方もいるかもしれませんが、だんだんおわかりいただけると思います。

まず、いまみなさんに問いかけたい、それから自分自身にも問いかけたいテーマはこれです。

いのちの危機に対してもっとも敏感なはずのホスピスの人々が、エボラにも、少年兵にも、ストリートチルドレンにも関心を持たないのはなぜか？

いま世界各地で、例えばエボラ出血熱により西アフリカでたくさんの人が亡くなっている。少年兵については、イスラム国などに見られるように、子どもの頃から戦場に送り込まれて憎しみを植えつけられ、時には麻薬を使われながら、人を殺すことに駆り出され、人間性を破壊されてしまうという状況もある。それから、アフリカでもインドでも世界各地でまだまだストリートチルドレンがたくさんいるという状況がある。

私たちはホスピスに関わるものとして、いのちが限られている、もしくはいのちの危機に瀕している人たちに対し、できるだけのケアを提供しようとやっていますが、いのちの危機に対してもっとも敏感なはずのホスピスの人たちが、こういう状況に対し「どうしてもっとみんな関心を持たないのだろうか」ということが、私自身の問題意識です。それをみなさんにも共有してもらえたらと思っております。この問題意識を持ちながら、今日の話を聞いていただきたい。

地域のケアの力を育てる

私のところは、クリニック＝診療所で普通の外来をやっています。それから、在宅ケア（訪問診療）をやっています。

そのほかの事業として、重度の障害をもった子どもたちの一時預かり。お母さんたちの介護の負担を軽くするために、日中一時預かりの事業もやっています。

その事業所を「小さなたね」と呼んでいます。そこには障害をもった子どもたち、自分で動けない、あるいは動けるけど、いろいろな障害を抱えている、知的障害、身体障害、気管切開してるとか、人工呼吸器をつけてる、胃ろうや経管栄養とか、そういう誰かのケアを受けないと生存できない子どもたちがいます。子どもといっても、小さな子から、二〇歳を過ぎて、三〇代の方たちもいます。

〈小さなたね　開設への思い〉

・必要性を強く感じた。
・家族負担が大きく、その軽減が必要。
・地域によって、行政、医療体制の格差が大きい。
・いのちの姿を地域に。
・「ケアの力」をコミュニティに。
・地域で支えるこどもホスピスへ。

この事業所を実際にはじめて四年になりますが、それがどういう意味を持つか、いかに大切なのかということをいま痛感しているところです。

なぜかというと、第一にそういう子どもを家でみているときには、非常に家族の負担が大きい。特に、母親の負担が大きい。二四時間目が離せない。吸引が必要だったり、あるいは時間おきに栄養の注入が必要だったり、いろんな介護負担がある、その負担を軽減する必要があるということをつくづく感じます。

また、日本の新生児医療はたいへん発達していますので、こういう言い方は語弊があるかもしれませんが、昔だったら助からなかった子どもたちが助かる場合がたくさんあります。その結果、障害を持ったまま生活している状態の子どもたちが増えています。医療的ケアが必要な子どもたちが地域のなかに増えてきています。

ところが、地域によって、障害をもつ子どもたちに対するサポートの体制が異なっています。例えばある地域では、消防署に登録しておくと、何かあったときに連絡すればすぐ来てもらえるところもある。消防署、救急隊が、そういう子どもがどこにいるかを把握している、そういう行政もあれば、そういうことはまったく関知しないという地域もあります。行政によるサポートの格差が大きい。もちろん、民間の医療的サポートの格差も大きいです。

私が思うのは、そういう障害を持った子どもたちの、いのちの姿を地域の人たちが目にする、地域のなかで一緒にみていく、ということが必要だろうということです。そのいのちの姿を、地域に広げて、開いていく。そのことはまた、地域のケアの力を育てていくのではないかと感じています。

〈はだかのいのち〉を地域に開く

これは、いま私のクリニックでやっている「小さなたね」の水野所長――実際に彼の子どももそういう障害を持っており、一緒にここ（小さなたね）で過ごしているんですが、その彼が言ったことです。

生きることと死ぬことというのは普通こんなふうに考えます［図1］。いのちが生まれて、年をとるにつれ、いろんな病気や事故があったりして、亡くなる、というふうに直線的に考えがちですが、実は違うのではないか。

いのちのなかにそもそも死が内包されていて、それを、いろんな力、体力・能力などが守っている。けれども、貧困や障害などいろんなことで、その守る力が削がれていって、いのちが「はだかのいのち」としてむきだしになってしまう。この、はだかのいのちの状態が、障害者・障害児のいのちの姿だというわけです［図2］。

図1　誕生から死に向かう考え方

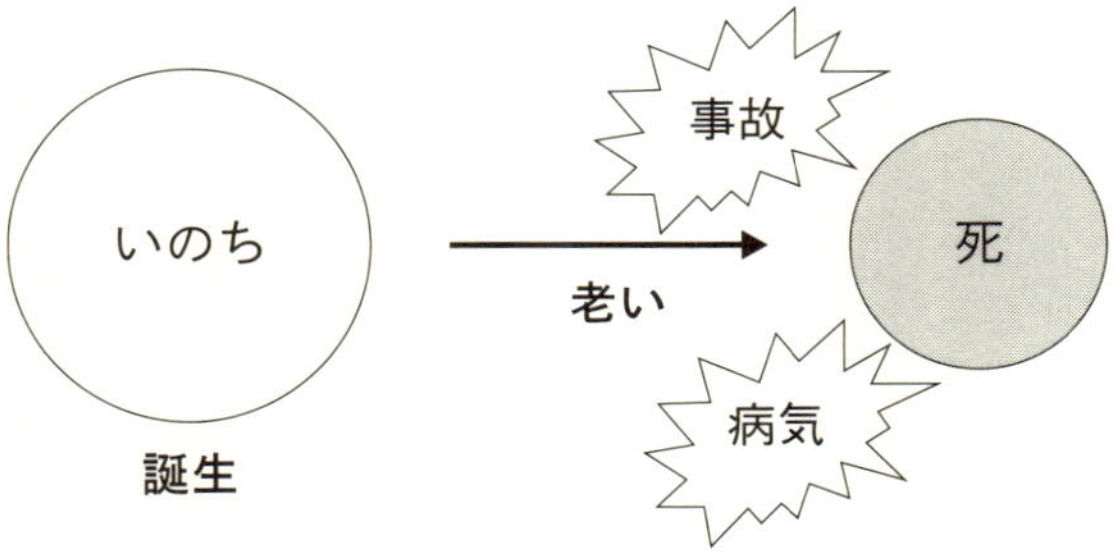

彼らはケアをしてくれる人、守ってくれる人、守ってくれる何かがないと、生きていくことができないわけです。それが「はだかのいのち」なのです。

その「はだかのいのち」の子どもたちの姿、ある意味で私たちがサポートしている在宅ホスピスの患者さん、あるいは神経難病の患者さんも同じかもしれませんが、彼らはトップランナーだというんです。どういうことかというと、この人たちが生きられる社会は、どんな人でも生きられる。そうですね。だから、この人たちの生き様とかそのケアのあり方にいろんなことを学ぼうとしますが、でも、彼らはものを言わない。自分で表現することができない。ですから、私たちの方が、学ぶ視点をもって声なき声に耳をすますという姿勢がなければ学ぶことはできない。そういう人たちのいのちの姿を、さっき言ったように地域のなかに開いていくことで、その地域のケアの力を育てていくのが、「小さなたね」の大きな目的・意義だと思っています。

図２　死はいのちに内包されているという考え方

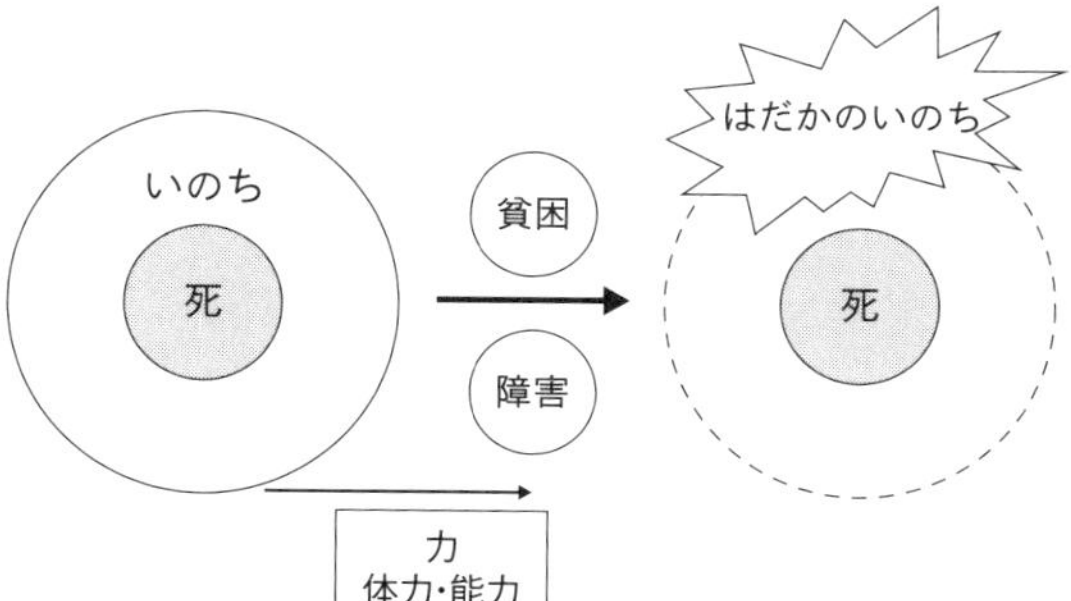

「小さなたね」の取り組み

▼地域をまきこんだ日常

左ページは、「小さなたね」の日頃の様子です。いろんな子どもたちがいます。写真［上］左側の写真、手前には介護士、向こう側には看護師がいます。鬼が来ていて、節分のときのものです。右側の写真はアイルランドの音楽を奏でてくれる人がコンサートを行ったり、ほかにもいろんな催しをやっているところです。

写真［中］もそうですね。右の写真は、地域の皆さんにも参加してもらってバザーをやっています。

それから左は、週に一回、「たね食堂」というのをやっているんです。利用するのは私たちクリニックのスタッフや、地域の人たち。お昼だけ、週に一回食事をします。そのときにこの、三角巾を被っている人、わかるでしょうか。このお子さん、といっても二〇歳過ぎているんですが、彼女がスタッフの一人として働いている。そういう作業をはじめとした社会参加を、これから彼らにも少しずつでもしてもらおうと、「小さなたね」では考えています。

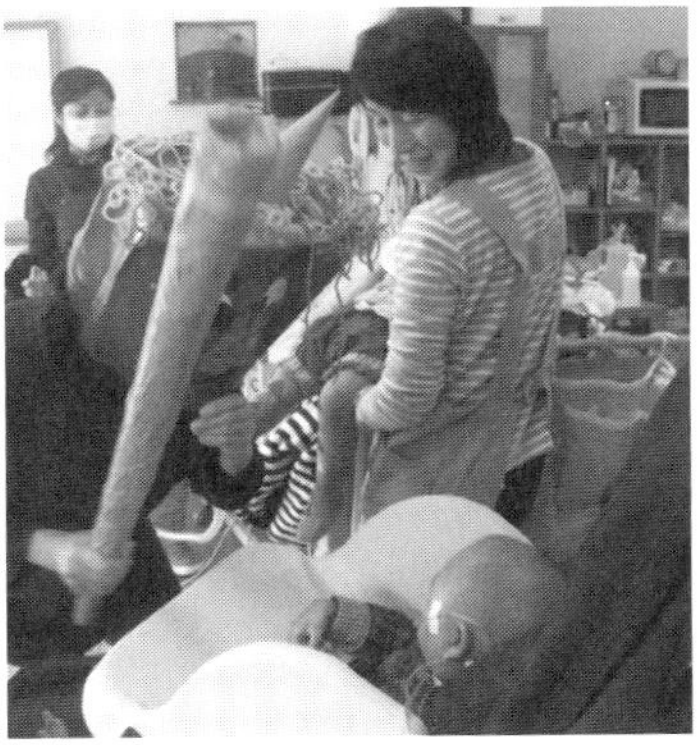

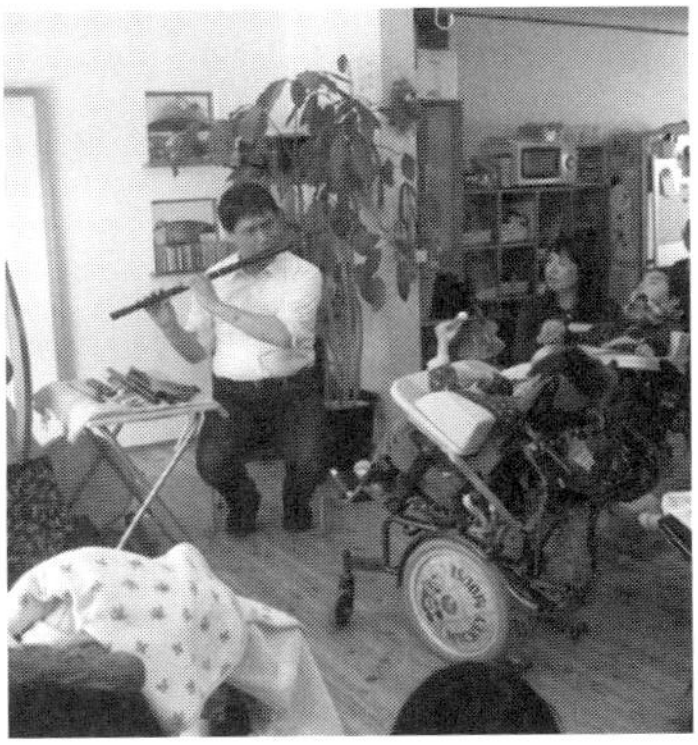

［上］〈小さなたね〉での節分イベントとアイルランド音楽コンサート

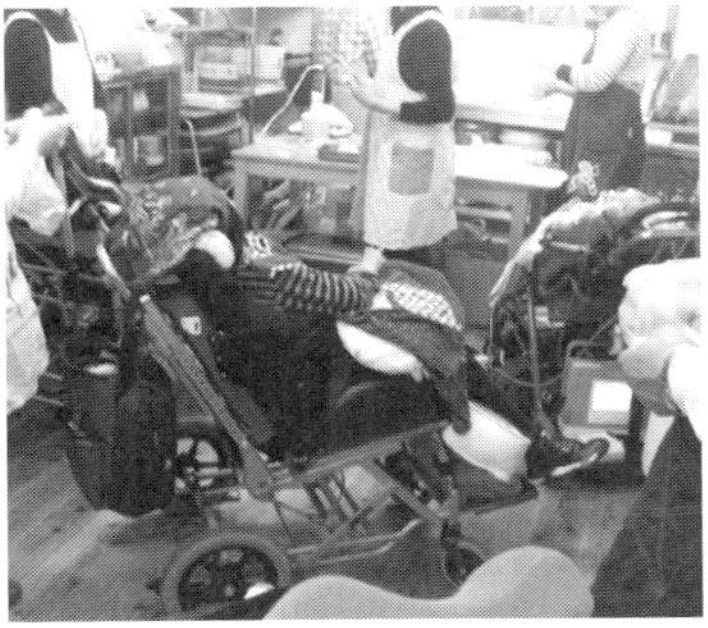

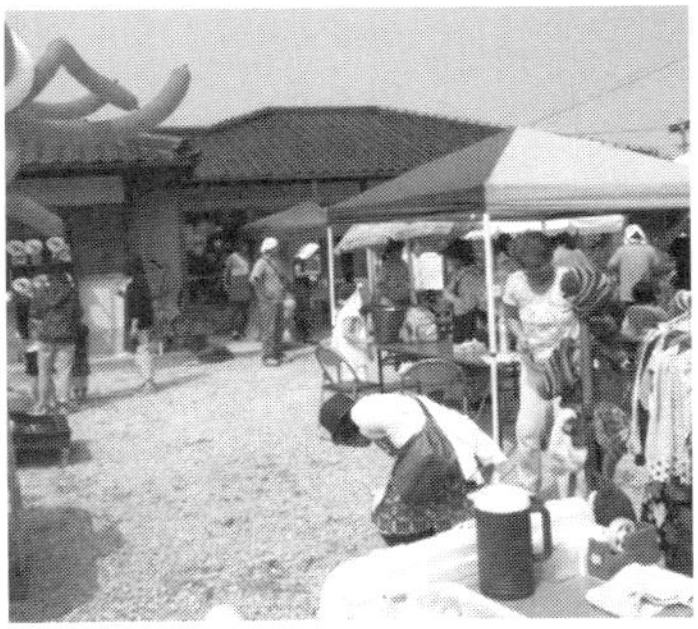

［中］〈たね食堂〉と地域のみなさんとのバザー

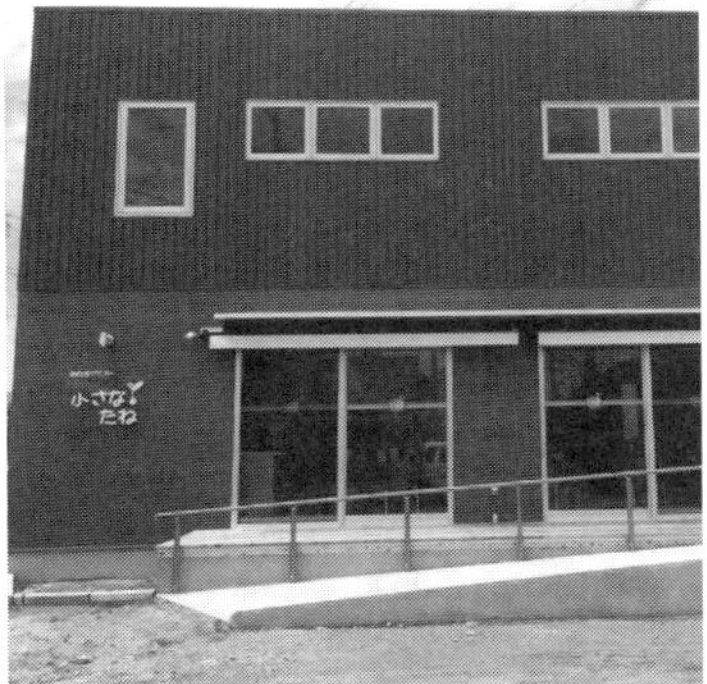

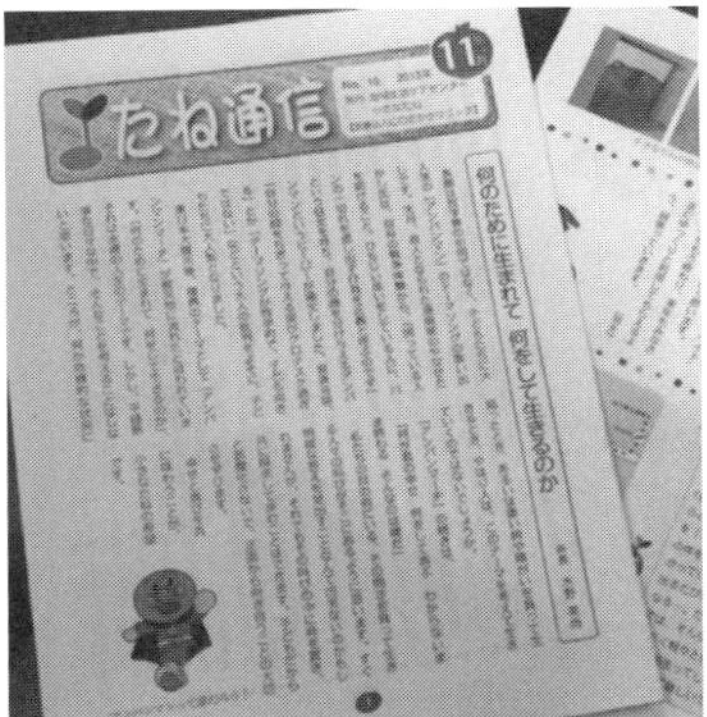

［下］　増築した〈小さなたね〉の建物と〈たね通信〉

▼〈たね通信〉

「たね通信」というのは、水野所長を中心とした「小さなたね」のスタッフが出している読み物です〔写真下・右〕。毎月一回発行していますが、とても興味深い。例えばこのときはアンパンマンの作者のやなせたかしさんが亡くなったときで、アンパンマンの歌について書いています。ご存じと思いますけど、「何のために生まれて何をして生きるのか」というような、ある意味非常に深いテーマの曲でもあります。

▼カフェでスープを提供

写真〔下〕の左は「小さなたね」の建物を増改築して新たにつくった二階建ての建物です。今まで六名だった定員は、一二名に広がりました。この一階の部分はカフェスペースとして、週一回、食事を出すことと、ここに通う障害を持った人たちにもスープ作りを担ってもらい、スープをつくって出すような、そういう形にしていきたいと思っております。ぜひみなさんも一度お越しになっていただければ、心のこもったおいしいスープをごちそうできると思います。

2 子どもホスピスから考える

イギリスの小児ホスピスから学ぶこと

このように私は、重度の障害を持つ子どもたちの社会参加、そして社会で支えるということを、ひとつのテーマとして活動しているんですが、これはおそらくホスピスの考え方だと思うんです。

子どもホスピスに関してはイギリスが先進国です。日本で子どもホスピスというときには、イギリスのヘレン・ダグラス・ハウスなどの名前があがって、そこがどういう施設でどういうことをやっているという話が出てきます。でも私は、少し違う視点から考えています。ある建築家が書いた文章を引用しておきます。『ホスピス・緩和ケアのための環境デザイン』（松本啓俊・竹宮健司著、鹿島出版会、二〇一〇年）という本で、竹宮先生という建築家の方が書いた文章です。

（イギリスの小児ホスピスから学ぶことは）既存の医療システムの中に小児ホスピスをどのように組み込むかという考え方ではなく、利用者である子どもとその家族のニーズに即した支援体制を作り上げる柔軟な発想力と実現力であり、さらに、施設ですべてのケアを提供するのではなく、在宅の生活を補完する役割として施設を捉え直す視座にあると考える。（松本啓俊・竹宮健司著『ホスピス・緩和ケアのための環境デザイン』鹿島出版会）

イギリスの小児ホスピスから学ぶこととして、「既存の医療システムの中に小児ホスピスをどのように組み込むかという考え方ではなく、利用者であるこどもとその家族のニーズに即した支援体制を作り上げる柔軟な発想力と実現力」を学ぶべきである、と。それから「さらに、施設ですべてのケアを提供するのではなく、在宅の生活を補完する役割として施設を捉え直す視座」で行うべきであるということを、松本さんと竹宮さんという建築家が書いています。この二人は医療者ではないんです。医者でも看護師でもない。建築家が『ホスピス・緩和ケアのための環境デザイン』という本を手がけ、そのなかにこういう言葉を書いているということです。非常に示唆に富んでいますね。

これは、ホスピス、そして子どもホスピスの本質をついたものだと思います。私は日本のホスピスの問題点というのをはじめから言ってきたんですが、ここにひとつあらわれていると思います。

教育的視点も必要

これ［下図］は国際子ども緩和ケアネットワーク（ＩＣＰＣＮ、http://www.icpcn.org/）から引用したものです。

山崎先生のほうからスピリチュアルケアの話がでましたが［Ⅱ章］、子どもの場合は少しまた様子がちがっていて、エデュケーションというのが入っています。Educationalという、教育的視点です。子どもが成長発達していくということを視点として持たなければいけない、と。それから、医者をはじめとするいろんな人たちが取り巻いてサポートする。このなかで特徴的なのは、チャイルドライフスペシャリストとか、プレイセラピストとか、日本ではあまりなじみのない子どものケア独特の職種も入っています。ここではこれら一〇の職種がみんなで連携をとって、子どもに関わるべきだということが言われています。

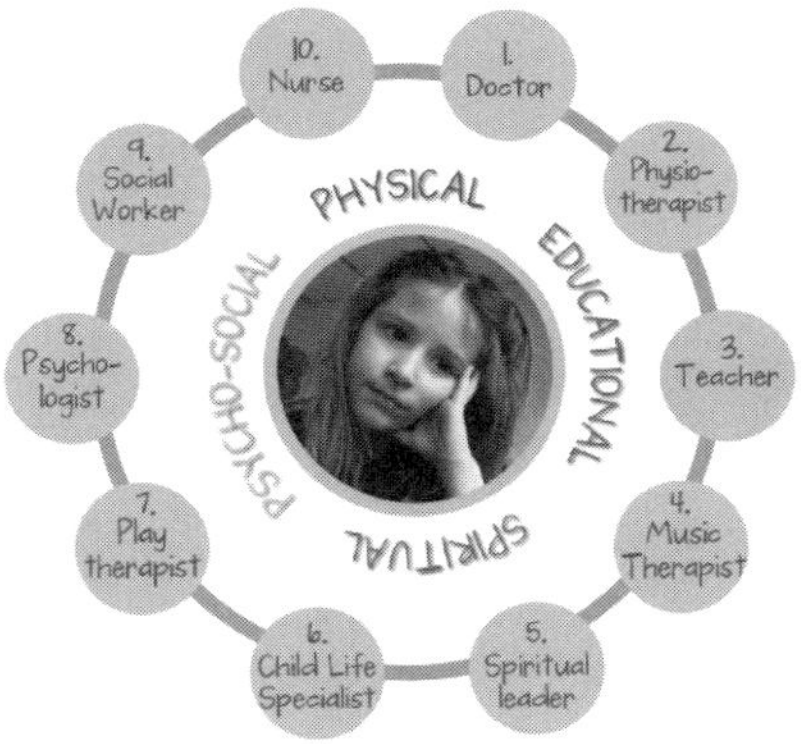

子どもを支える10の専門職種
（図は〈ICPCN〉のウェブサイトより）

1. 医師
2. 理学療法士
3. 教師
4. 音楽療法士
5. スピリチュアル指導者
6. チャイルドライフスペシャリスト
7. プレイセラピスト
8. 心理学者
9. ソーシャルワーカー
10. 看護師

子どものグリーフケア

写真の黄緑色の恐竜の名前が「ニーノ」（Nino）というんです。私が「にの」（二ノ坂）ですから、特に親しみを感じているのですが、このダイナソー・ニーノ（Nino the dinosaur）というのが、グリーフケア（悲嘆のケア）に使われているようです。このお人形とか、いろいろなストーリーとか、そういうことを通して子どものグリーフを癒やそうというような試みがなされています。スマートフォンのアプリもありますので、ぜひご覧になってください。

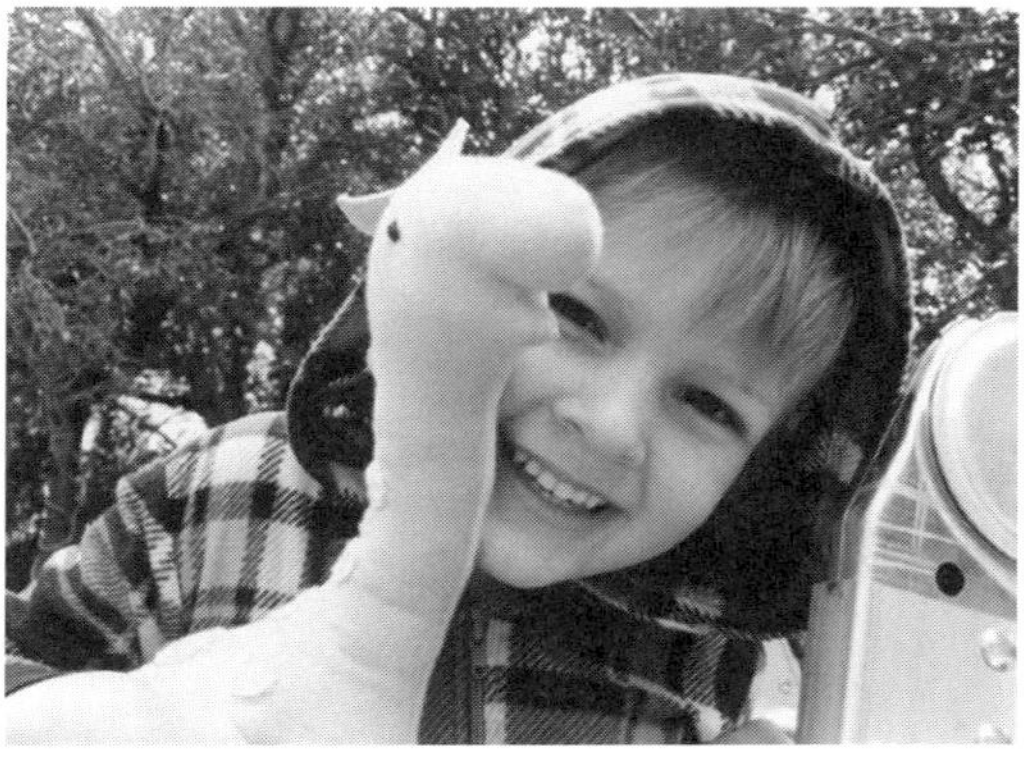

グリーフケアのキャラクター〈ニーノ〉
（ウェブサイト〈ehospice〉より）

重なり合う〈パブリック・ヘルス〉と〈緩和ケア〉

では、私たちはこれからどういうふうに考えていけばいいのかということを、私なりに整理してみます。

インドのケララの緩和ケアのリーダーであるスレッシュ・クマール先生によると、「緩和ケアはみんなの問題だ。苦痛は誰にでもあり、それは国境を越えたものだ。みんなの問題なんだ」と。そして、「みんな誰でも、職業とか専門職であるとか素人であるとかに関わらず、何か価値ある手助けをすることができる。苦しみをもっている人に対して、あるいはそのコミュニティに対して、何か価値ある手助けをすることができるんだ」と。「だからみんなで一緒にやっていこう」ということを、彼は呼びかけています。

いま世界では、「パブリック・ヘルス」（公衆衛生）と「パリアティブケア」（緩和ケア）が結びつきつつあります。五年ほど前からは国際会議も開かれています。パブリック・ヘルスというのは日本では公衆衛生と訳されているんですけど、どうもこの訳おかしいんじゃないかと私はこの頃思っています。パブリック・ヘルスというのは「みんなの健康」です。だからみんなの健康を考えること、そしてそれを支えることは当然緩和ケアも含むという意味合いです。だからいま、パブリック・ヘルスとパリアティブケアというのは、重なり合うということが、世界の中で、ひとつの潮流として考えられる、私たちの進むべき方向と言えるのではないか、と。

もう一人は、ハルマラ・グプタさんという女性です。先ほどのスレッシュ・クマールさんとも同じ会議で、一〇年前にインドのケララ州でお会いしました。彼女はCan Support（キャン・サポート）というNGOをやっ

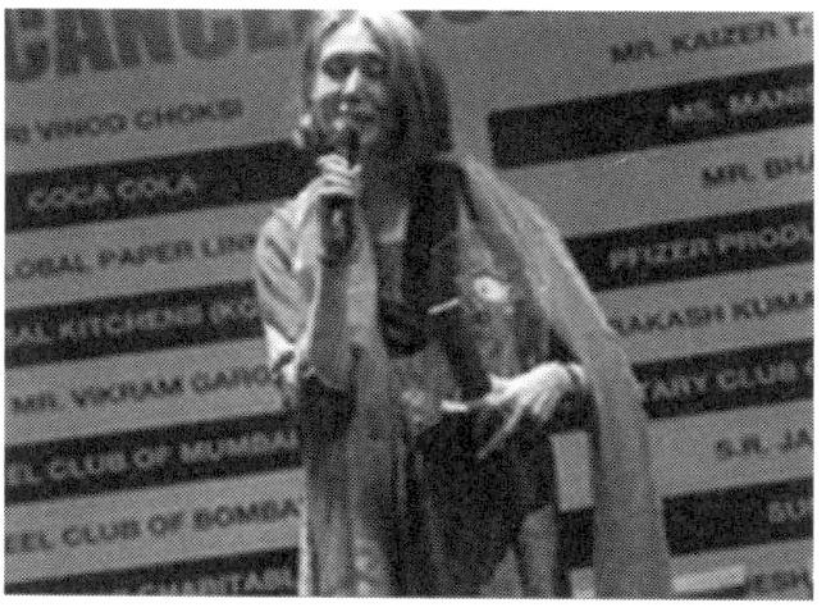

NGO〈Can Support〉のハルマラ・グプタさん

ています。彼女自身がカナダに留学しているときにホジキン病という血液のがんになり、幸いなことによくなってインドに帰ることができたんですが、帰国後、がん、あるいは終末期に対する医療の貧しさを痛感して、自ら在宅ホスピスケアの活動を始めたという方です。ＮＧＯを立ち上げ、自分たちのボランティアグループで医者、看護師、スタッフを雇って、在宅ホスピスケアをやっています。しかも無料で、です。それぐらい、逆に言うと非常に貧しい状況があります。

スレッシュ・クマールさんと、このグプタさんは、再来年（二〇一七年）の二月に福岡の久留米市で開く、日本ホスピス在宅ケア研究会の全国大会にぜひお呼びして、現地の活動が世界につながる話をしていただこうと思っています。

託すことで失われる〈ケアの力〉

いきなりいろんな話が出てきてびっくりかと思いますが、こういうところに私たちが学ぶべき点があるのではないでしょうか。

朝日新聞の一面に「折々の言葉」というのが連載されています。鷲田清一さんが書いていますが、とてもいいのがある。ぼくが非常に共感を覚えたのはこの言葉です。「命に近い仕事ほどお金が動かない」、周防大島の農業者の方が言った言葉だそうです。

▼「命に近い仕事ほどお金が動かない」

「調理、排泄物処理、子育て、介護、看病、看取り、防災。これら命に関わることがらを、民衆は自分たちで担ってきた。少なくともその能力を次世代にしかと伝えてきた。現代、人びとはそれらを、税金と料金を支払って、行政と企業に委託する。そのことで命に関わる仕事を自らの手で行う力を失ってゆく」(二〇一五年七月七日付朝日新聞朝刊)

私はケララに行ったとき、まさにこの通りのことを感じ、ケアの力ということを考えました。何か病気になったら「病院に行ってください」、「この薬を飲んでください」という専門家が私たちのまわりにたくさんいます。一方で、例えば壊れた自転車を直すことすら私たちはできなくなっているんではないか。私は、病気を治すために人ができること、自分が手を伸ばしてできることは、じつはたくさんあるように思うんです。ところが、近代文明というのは、自らの手を引っ込めてしまって、お金や技術や文明の利器にそれを全部託してしまう。それはそれで文明の発達ではあるかもしれないけれども、それによって、何か失われたものがあるんじゃないか、自分たち自身のケアの力をなくしていってるんじゃなかろうか、ということを感じています。

ケアといってもセルフケア、家族ケア、それからコミュニティケア、いろいろなケースがあると思いますが、それぞれに対して私たちはどういう働きかけをしていき、そしてそのケアの力がどうやって拡大していくのか。例えば私たちが日頃感じていることでいうと、在宅ホスピスをやり遂げた家族は、その経験を大切に、自分たちのなかに取り込みます。そしてそれはケアの力として、ケアの思い出として、体験として、自分たちのなかに、その家族のなかに残っていくと思うんです。そういう家族がたくさんいると、その地域のケアの力が高まっていくんじゃないかと思っています。

以上で私の話は終わらせていただきます。

Ⅵ

地域包括ケアシステムと在宅ホスピスケア

山崎章郎

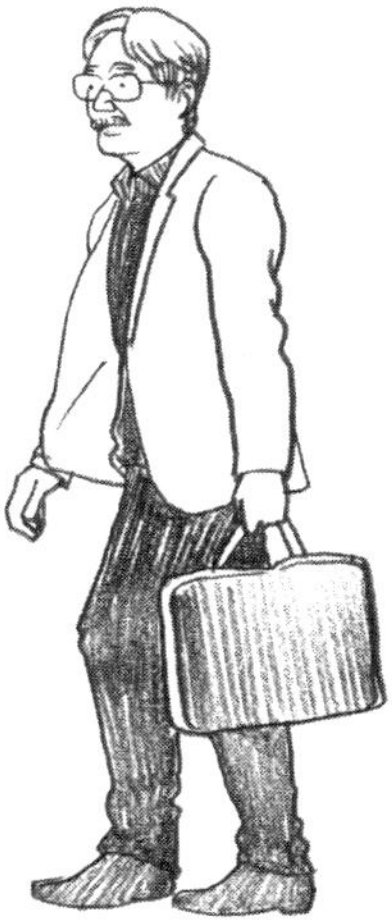

1　多死社会を迎えて

ホスピスケアの展開

私は東京小平市で在宅でのホスピスケアに取り組んでおります。外科医を一六年しまして、その後施設ホスピスで一四年勤務いたしました。その経験を通して先ほどの二ノ坂先生の方からもご指摘ありましたけれども、ホスピスケアは施設の中だけでなく、地域の中で展開されていくべきものだということと、それからがんだけに限らないものだということをしみじみと感じておりました。そのようなことがあり、現在はホスピスケアを地域の中で展開しています。その取り組みの中から、最近感じていることについてお話をしてみたいと思います。

先ほど二ノ坂先生が小児ホスピスの「小さなたね」を開設した意義についてお話をされました。その中で二ノ坂先生は「小さなたね」を開設した理由を六項目あげられていましたが［144頁参照］、「小さなたね」の必要性と、在宅ホスピスケアの必要性というのは、言葉がちがうだけで、全く同じだと言えるんじゃないかと思います。

ところで最近、地域包括ケアシステムというものが行政主導で叫ばれておりますけれども、今回はその地域包括システムと在宅ホスピスケアの関わりについてお話をしてみたいと思っています。

増えるがんによる死

二〇二五年問題と言われていることをみなさんもよくご存じだと思います。一〇年後には七五歳以上の後期高齢者が急増し、その結果としての多死社会、つまりたくさんの人が死に直面する時代が来るんだということです。その多死社会にどのように取り組んだらいいんだろうかということが、国をあげての課題になっております。

〈多死社会〉
二〇一四年：年間死者数　約一二〇万人
二〇二五年：年間死者数　約一六〇万人

昨年の年間死者数は約一二〇万人でした。そのうちの約三分の一の三六万人が、がんによる死者でした。二〇二五年には年間死者数が約四〇万人増え、年間約一六〇万人亡くなると言われています。そうしますと、ホスピスも含め、現在ある医療施設ですと、これだけの数の方たちの看取りをする場が足りなくなってしまうということが予測されておりまして、それまでに何らかの取り組みがなされなければ、死に場所のない、いわゆる死に場所難民が生まれるだろうということも予測されているんですね。

ではどんな人たちがたくさん亡くなっていくことになるのかというと、その多くはがんなんですね。現在日本人の二人に一人ががんになっておりまして、三人に一人ががんで亡くなっています。がんは老化に伴う疾患ですので、今後、日本人の二人に一人ががんで亡くなると予測されています。

〈がんは国民病〉
・現在、日本人の二人に一人が、がんになる
・現在、日本人の三人に一人が、がんで死亡している
・今後、日本人の二人に一人が、がんで死亡すると予測されている

とすると、約一六〇万人に増える年間死者数の約半分をがん患者が占めることになります。ところで、人は老衰で亡くなったり、がんで亡くなったり、慢性疾患で亡くなったりしますけれども、それぞれ疾患の特性というものがありますので、その病気の特性に基づいた適切なケアがな

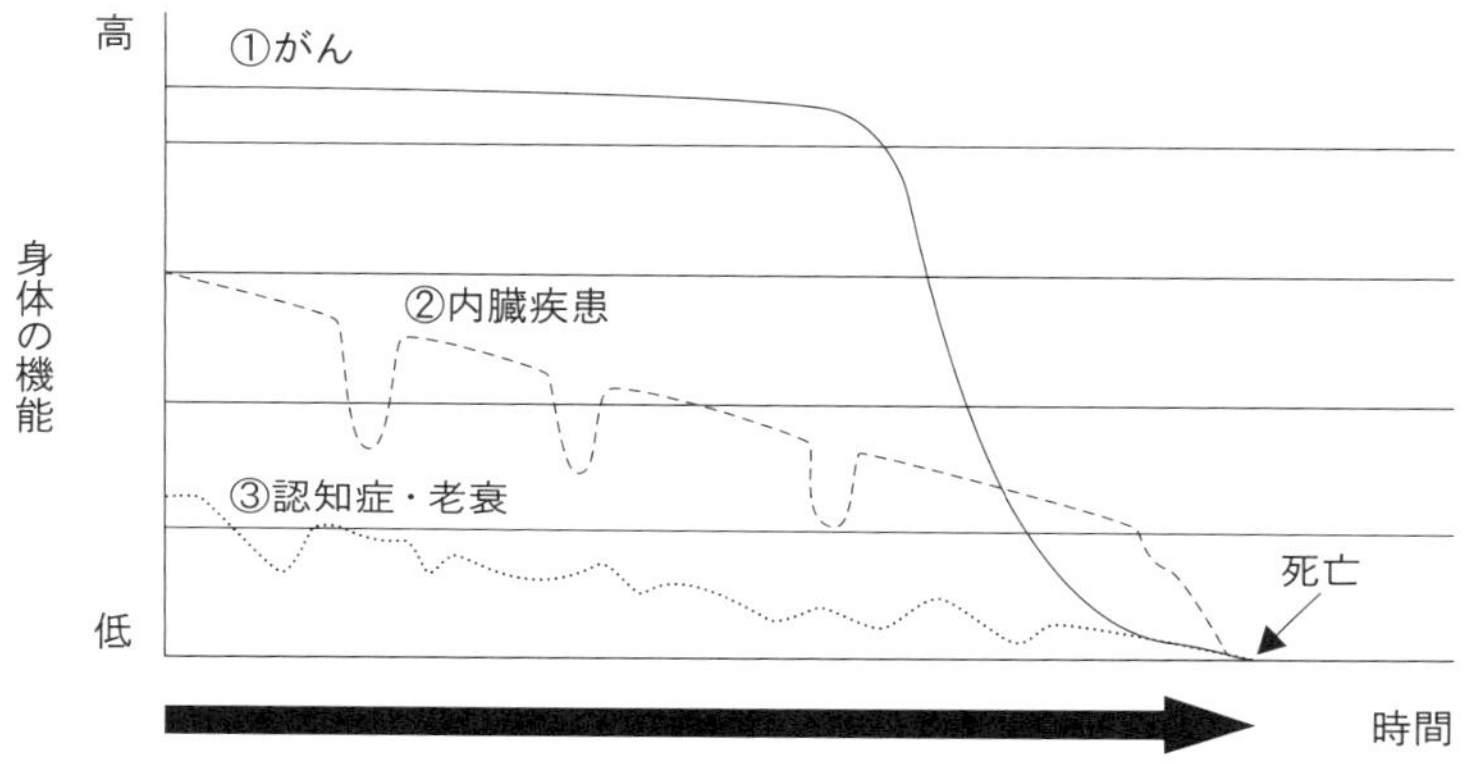

出典：『在宅医療バイブル』

図1　終末期の３つの軌道

されなければ、最後はとても悲惨な場面になってしまうこともあり得るということが危惧されるんですね。

なだらかな死・突然の死

図1は「終末期の三つの軌道」（『在宅医療バイブル』川越正平著、日本医事新報社、二〇一四年より）を示しています。

一番下の③は認知症・老衰の場合ですが、なだらかに死に向かいます。②の内臓疾患、例えば肝硬変とか糖尿病の患者さんたちは③番よりは少し坂は急ですけれども、それでもある程度ゆるやかな右肩下がりです。しかしながら①のがんはこのグラフのように、ある時点から、急速に悪化して亡くなっていくんだということなんですね。以上のような疾患特性を知った上でのケアが必要だということです。多くの場合、がんは亡くなる一カ月前から急速に変化しますので、その疾患特性を知らないとケアが後手後手になってしまいます。

例えばこれは、がんの患者さんたちが直面しているさまざまな苦痛症状です。全身倦怠感、食欲不振、痛み、便秘、不眠……まあさまざまなものがあるわけですけれども、それらはだいたい亡くなる一カ月前から急速に増加します。つまり、この急速に増加するさまざまな苦痛症状に適切に対処できなければ、患者さんたちは苦痛の中で死を迎えるということになってしまうわけですね。

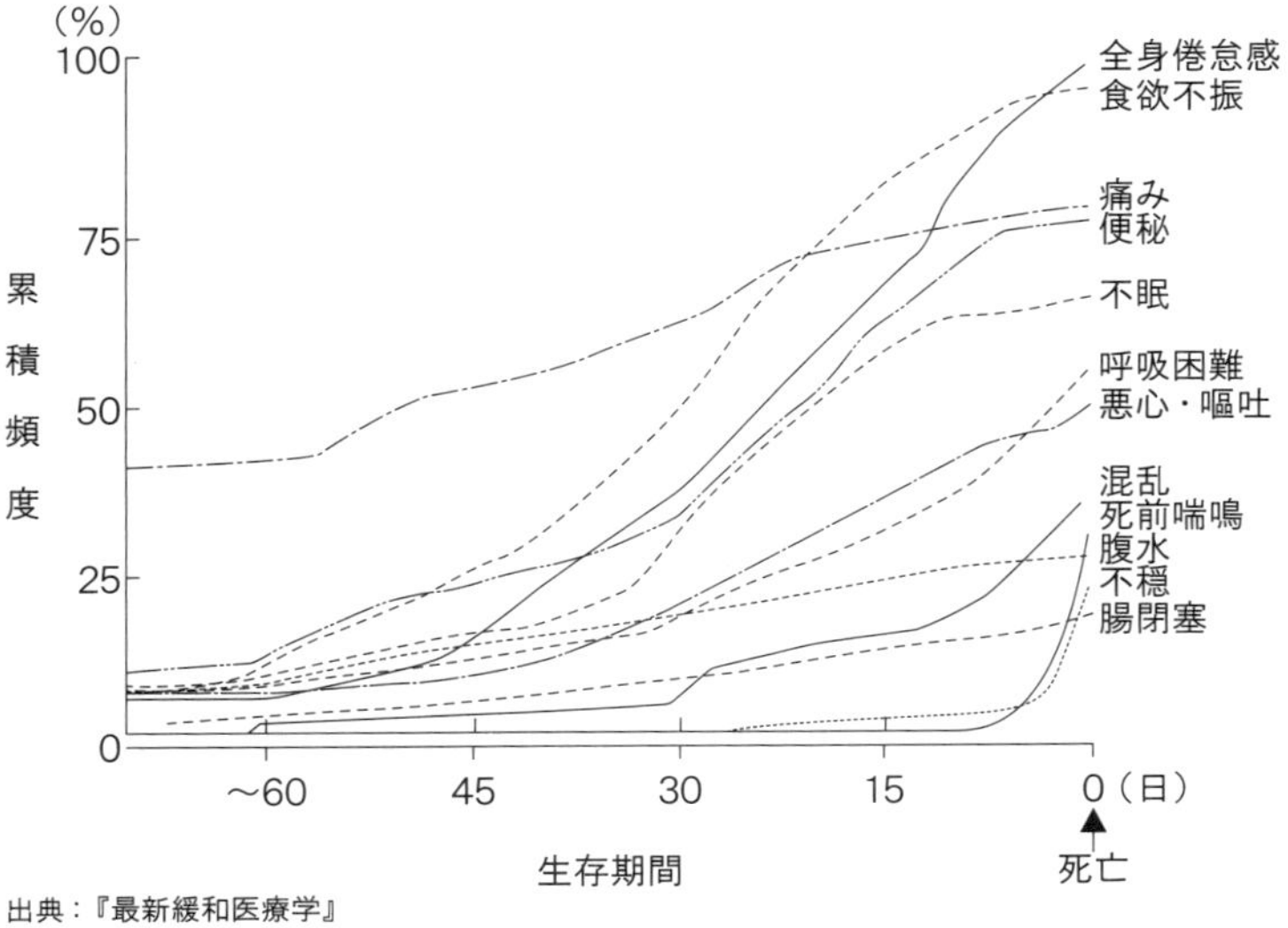

出典：『最新緩和医療学』

図２ 『最新緩和医療学』主要な身体症状の出現から生存期間

終末期のがんの特徴

がんの疾患特性をまとめてみますと、患者さんたちの約二割は急変して亡くなります。まだ大丈夫そうに見える人が突然亡くなるということが、二割はあるんですね。そのことをよく知らないと、「なんで亡くなってしまったんだろう」とか、「医療ミスがあったんじゃないだろうか」なんてこともあります。

〈終末期がん患者の特徴〉

①約二割は、急変し、死亡する。

②亡くなる一カ月前位まで、自力での移動、食事摂取、排せつなどが可能なことが多い。

③病状の変化は急速な右肩下がり、亡くなる二、三週間前には自力での日常生活は困難になってくることが多くベッド上での排せつ等を余儀なくされる。結果、その状況における自己の在り様が肯定できずに生きる意味を見失うような苦悩に直面することも多い（スピリチュアルペイン）。

④食事摂取、飲水などは確実に減少し、衰弱するが、起きている現象は異常でも、がんの経過としては、自然。

⑤病状の悪化に伴い　疼痛、呼吸困難、全身倦怠感、せん妄などの苦痛症状は増悪するが、専門的緩和ケアが可能であれば苦痛症状のほとんどは在宅で緩和できる。

⑥予期悲嘆のなかにいるご家族に対する共感と配慮に満ちたケア——納得できるまでの、丁寧な説明などは必須である。

多くの患者さんは、だいたい亡くなる一カ月前ぐらい前までは、自力で自分のことができるんですね。ですから亡くなる一カ月前なのに、介護保険の話でいうと、介護保険は病気の状態ではなく、どれぐらい動けるかが認定基準ですので要介護一とか要支援二ぐらいのことも少なくない。認定調査を受けてからその結果が出るまで約一カ月かかりますのでその認定結果が届いた頃には亡くなっている、ということが、現実としてあります。このようなことも十分認識されていないと、介護保険がうまく使えず、後手後手になってしまうということもよくあることです。

それから病状の変化は急速な右肩下がりです。だいたい亡くなる二、三週間前には、それまでできていた日常生活のほとんどが困難になってきます。そしてベッド上の排せつ等を余儀なくされることになる。そうすると、ベッド上で排せつしなくちゃいけないような状況にある自分を、患者さんはどうしても受け入れることができません。そして、「生きる意味がない」と嘆く場面が多くなります。そこは、「早く死なせてほしいとか」とか「早く楽になりたい」という患者さんの言葉に、ご家族や、ケアに携わる医療、看護、介護の人たちが、直面する場面でもあるわけです。まさにいわゆるスピリチュアルペインとそのケアについて考えるべき、重要な場面です。

今回のこの講演の前段として、神奈川の大和市で行われた3人の会の話があったんですけれども［本書第一部で収録］、私はそのうちの五〇分の時間をすべて「スピリチュアルペインとそのケア」についてお話しいたしました［Ⅱ章］。そのぐらい大事な場面だと思いますね。ここを抜きにしては、ホスピスケアは語れないと思っています。

それから当然のことながら、体が衰弱しますので、食べる量、飲む量が減っていって衰弱していくわけです。特に、食べられない、飲めないということは、日常的にはとても大変な課題です。そばで見ているご家族にとってみると、「これでいいのか」と思う場面でもあります。患者さんのご家族は、「がんで死ぬのはしょうがない、けれども餓死で死なせるわけにいかない」ということをよく言います。

しかしながらそうではないんですね。餓死というのは、食べたくても食べられない、空腹で食べたい時に食べるものがなくて死ぬのが餓死ですよね。でも、がんの患者さんたちは、もう食べたくない、飲みたくないんです。だけど、ご家族にとっては心配だから、「もっと食べろ、もっと飲め」といって、結果患者さんたちを苦しめてしまったり、あるいはそこで喧嘩してしまうということもあります。「こんなに心をこめて作ったのにどうして食べてくれないの」みたいなことも起こるわけですね。しかしながら、これは、がんという病気の変化として起こっている自然な現象なんだというふうに思うことができれば、無理をしないという選択ができる。在宅で過ごすことのゴールが、「病気は治すことができない、であれば、せめて亡くなるまで穏やかに最後の時間を過ごしたいんだ」ということであれば、このことをしっかりとご家族と話し合うことが大事だということです。

病状の悪化に伴ってさまざまな苦痛症状が出ることは、先ほど示した通りですけれども、適切な緩和ケア、専門的緩和ケアが可能であれば、苦痛症状はほとんど在宅で緩和できます。つまり苦痛症状があるから入院するという理由はほとんどないということになります。

悲嘆へのケア

そして、さまざまな変化に直面するご家族は、同時にまもなく大切な人が亡くなっていくんだということを感じながらの日々になります。そんな予期悲嘆のなかにいるご家族に対する、共感と配慮にみちたケア。納得できるまでの丁寧な説明は、必須です。これ抜きにはやはりホスピスケアは語れないと思っています。

〈グリーフケア〉

人がいかに死ぬかということは遺される家族の記憶の中にとどまり続ける。
私たちは、最後の苦痛の性質とその対処について、十分に知る必要がある。
最後の数時間（人生の最後の頃）に起こったことが遺される家族の心の癒しにも悲嘆の回復の妨げにもなる。

シシリー・ソンダース

これはシシリー・ソンダースさんの言葉です。「人がいかに死ぬかということは、遺される家族の記憶の中にとどまり続ける。私たちは、最後の苦痛の性質と、その対処について、十分に知る必要がある」んだと。今お話ししたがんの特性というのを十分に知って、その対処をしっかりとしていかなければならないということです。「最後の数時間に（人生の最後の頃に）」――このかっこの部分は私が付け加えたものですけれども――「起こったことが、遺される家族の心の癒しにも、悲嘆の回復の妨げにもなる」ということですね。

つまり、患者さんたちが亡くなっていくことは避けられない。ご家族は患者さんたちに対して行われたケアの場面をずっと抱えて生きていくわけです。患者さんにとって同じ場面なのに、遺された家族の人たちがそのことをずっと傷として抱えて生きていくのか。それとも、大変だったけれども、とてもいい時間だったと思って生きることができるのかは、大きな違いですよね。これもホスピスケアの肝の部分だと思います。

2 ホスピスケアから見えた本質

尊厳を守る視点は同じ

私は二ノ坂先生の「ホスピスの失敗」という話［Ⅲ章］をドキドキしながら聞いておりましたけども、しかし、それはまさに適切な指摘でもあったわけです。

冒頭にお話ししましたように、私が施設ホスピスで取り組んでいるうちに気がついたことは、ホスピスケアというのは、がんの患者さんたちだけのケアではないということです。

そして、実はここではお話する時間はありませんけれども、二ノ坂先生は子どもホスピスのようなかたちを通して地域のなかでみなさんと協力しあっておられますけれども、私たちも、いわゆる子育て支援にも取り組んでいます。

なぜかというと、ホスピスケアの延長線上に見えてくるものは、死を間近にした人たちだけではなくて、今を生きることの困難に直面している人たちで、それは子どもたちも、子育てをしている方たちも同じだろうということです。そのときにホスピスケアの考え方というのは何がしかの力になれるんじゃないのかということを考えるからです。

ホスピスケアを通して見えてきた本質は、どうやって人生の困難に直面して途方に暮れている人を支援し、その尊厳を守るのかということにつながってくるのです。

ケアタウン小平の取り組み

そのような理由から、十年ほど前から在宅でのホスピスケアに取り組み始めています。

私は施設ホスピスケアの経験から、チームは可能な限り同じ場所にいることが大切なんだと考えました。つまり別々に訪問しても同じ場所に戻ってこれる。であればチームはいつでもフェイス・トゥ・フェイスで問題を共有し、それをタイムリーに患者さんご家族へフィードバックできる。これが、とても大事だと思っていて、そういう取り組みをしているということですね。

図3はケアタウン小平一階の平面図ですが、クリニック、訪問看護ステーション、ケアマネージャー事務所、デイサービスが隣同士にあることを示しています。

私どもはこのケアタウン小平を拠点として、だいたい半径三、四キロ圏内の人たちのお手伝いをしています［図4］。

図5は直近三年間の看取り率を表したものですが、がんの患者さんたちの場合も、がんではない人でもだいたい八割以上の方たちが、そのままご自宅で最後の時間を過ごしていただくことができました。

1階

❶ **ケアタウン小平クリニック**
❷ **ケアタウン小平訪問看護ステーション**
❸ **ケアタウン小平ケアマネジメントセンター**

❺ **アトリエ**
❻ **スタジオ**
：絵本コーナーなど子育て支援
：在宅遺族会〈ケアの木サロン〉などの活動
❼ **ボランティア**
：ボランティア活動の拠点

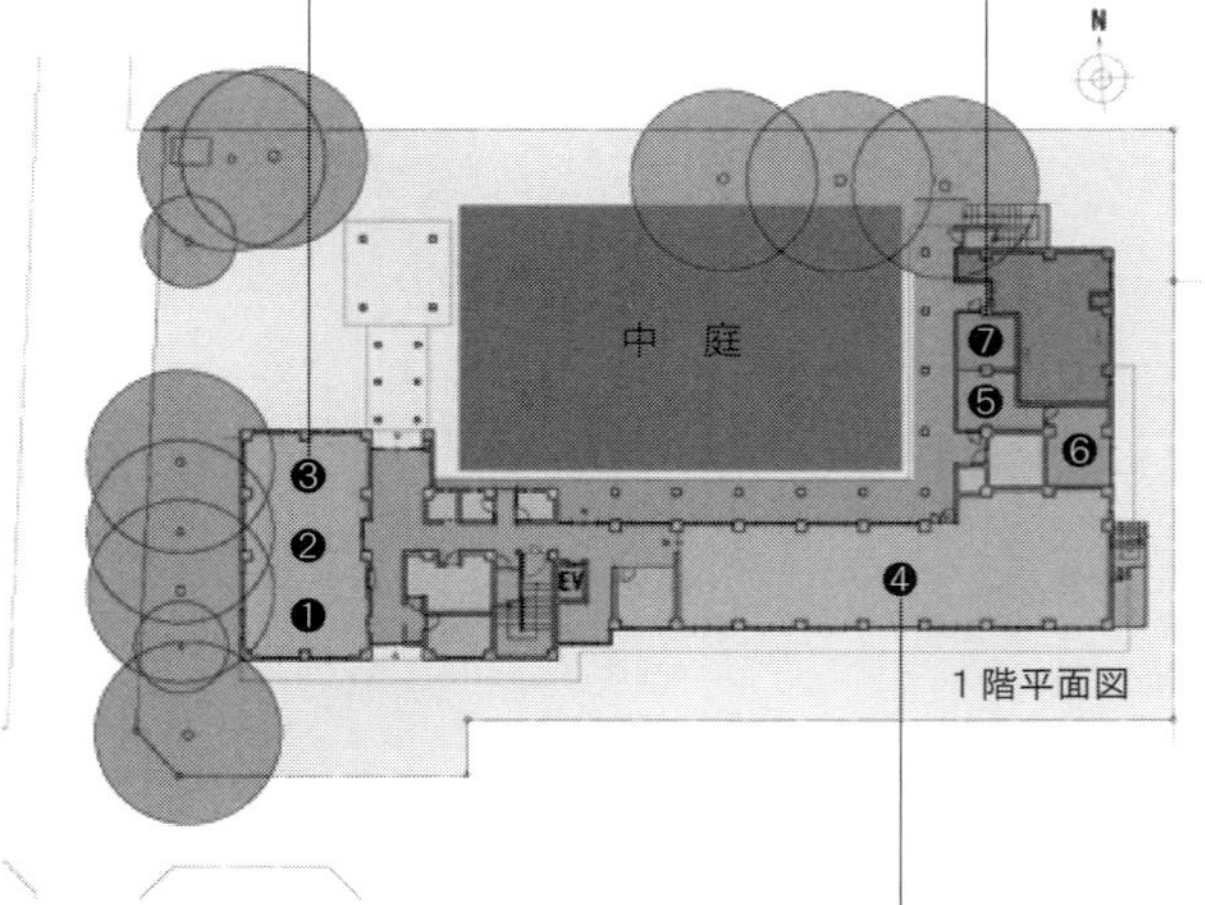

❹ **デイサービス**

2階～3階

いつぷく荘（ワンルーム賃貸２１戸）、食堂

図３　ケアタウン小平 １階平面図

図4　半径 3.4 キロ圏内

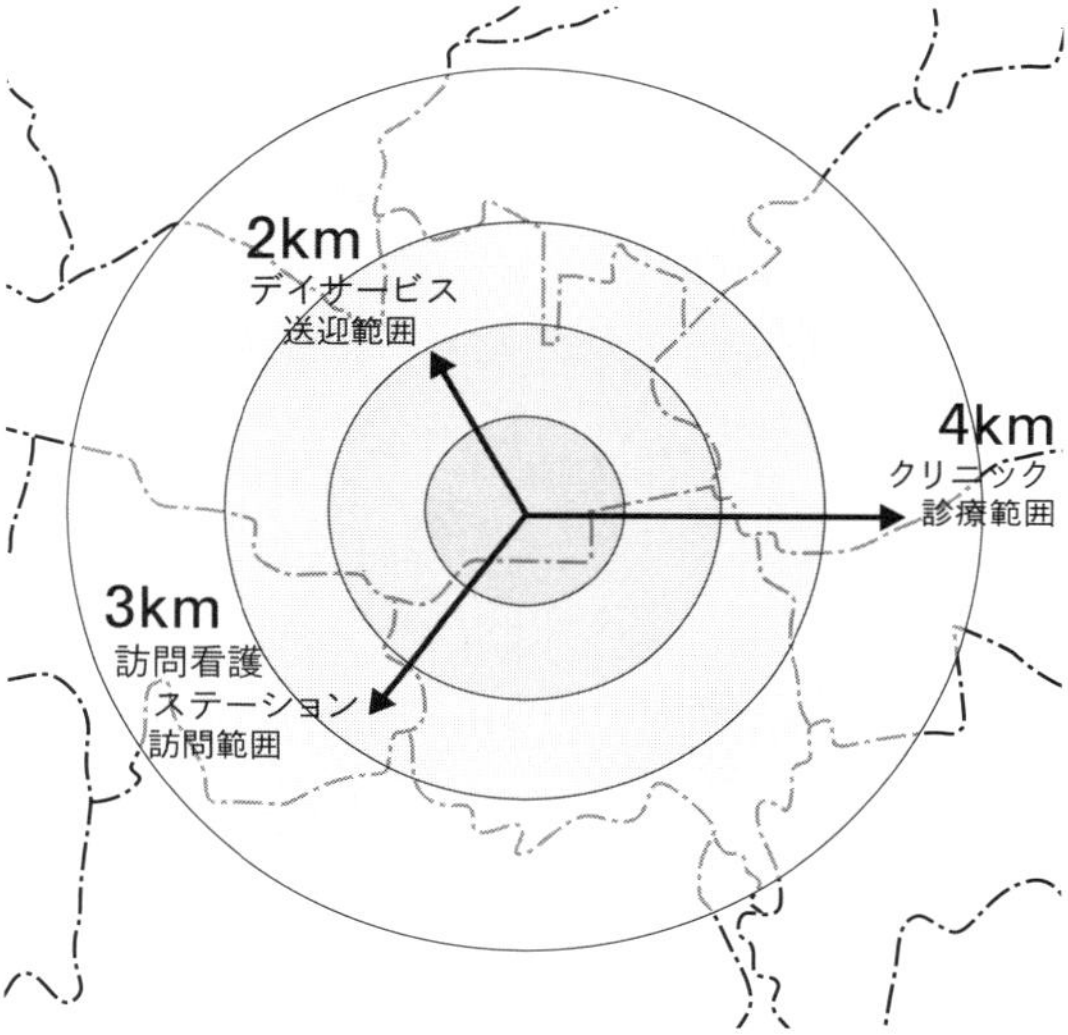

図5　在宅看取り率

—ケアタウン小平クリニック—

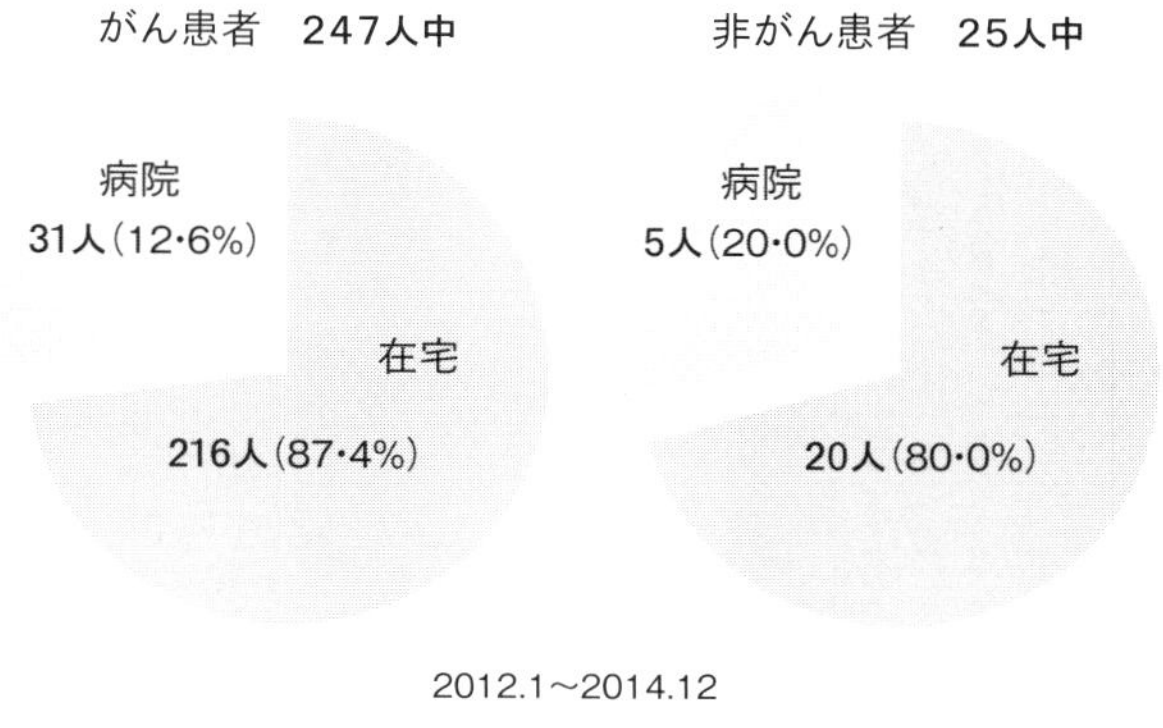

見えてきた課題と答え

ところで、以上のような取り組みを通して見えてきた課題があります。最近は老老介護も多いわけです。そうすると、例えば老夫婦のどちらかが本人の思いに応えて一生懸命看病し、最後まで患者さんが在宅で過ごし、看取りまでできて、よかったと喜ぶわけですけれども、「でも、遺された私は誰が看取ってくれるんですか」ということが、当然のことながら出てくるわけです。この課題にどう応えるか。

この答えの一つがホームホスピスという解決です。宮崎で始まったホームホスピス、これはまさに運動といえると思いますけれども、それが昨年の四月、東京都小平市に誕生いたしました。「楪《ゆずりは》」というホームホスピスです。

〈ホームホスピス楪〉
・二〇一四年四月、東京都小平市にオープン（定員五人）。
・原則として、疾患・年齢問わず、一人暮らしが困難になった人々が地域の人々の支援を受けながら、共同生活を営む、終の棲家。

・宮崎ホームホスピス「かあさんの家」がモデル。
・マンション一階（一部二階）改修（日本財団助成事業）。
・ケアタウン小平チームの活動エリア内。

ホームホスピスの基本的な考え方として、原則として、疾患・年齢を問わず、一人暮らしが困難になった人々が地域の人々の支援を受けながら、共同生活を営む、終の棲家、ということですね。宮崎のホームホスピス「かあさんの家」がモデルになっています。東京では宮崎のように平家があまりありませんでしたので、家探しが大変だったんですけれども、ようやくマンションの一階で、それが可能な場所を見つけ、日本財団の助成を受けて取り組まれています。

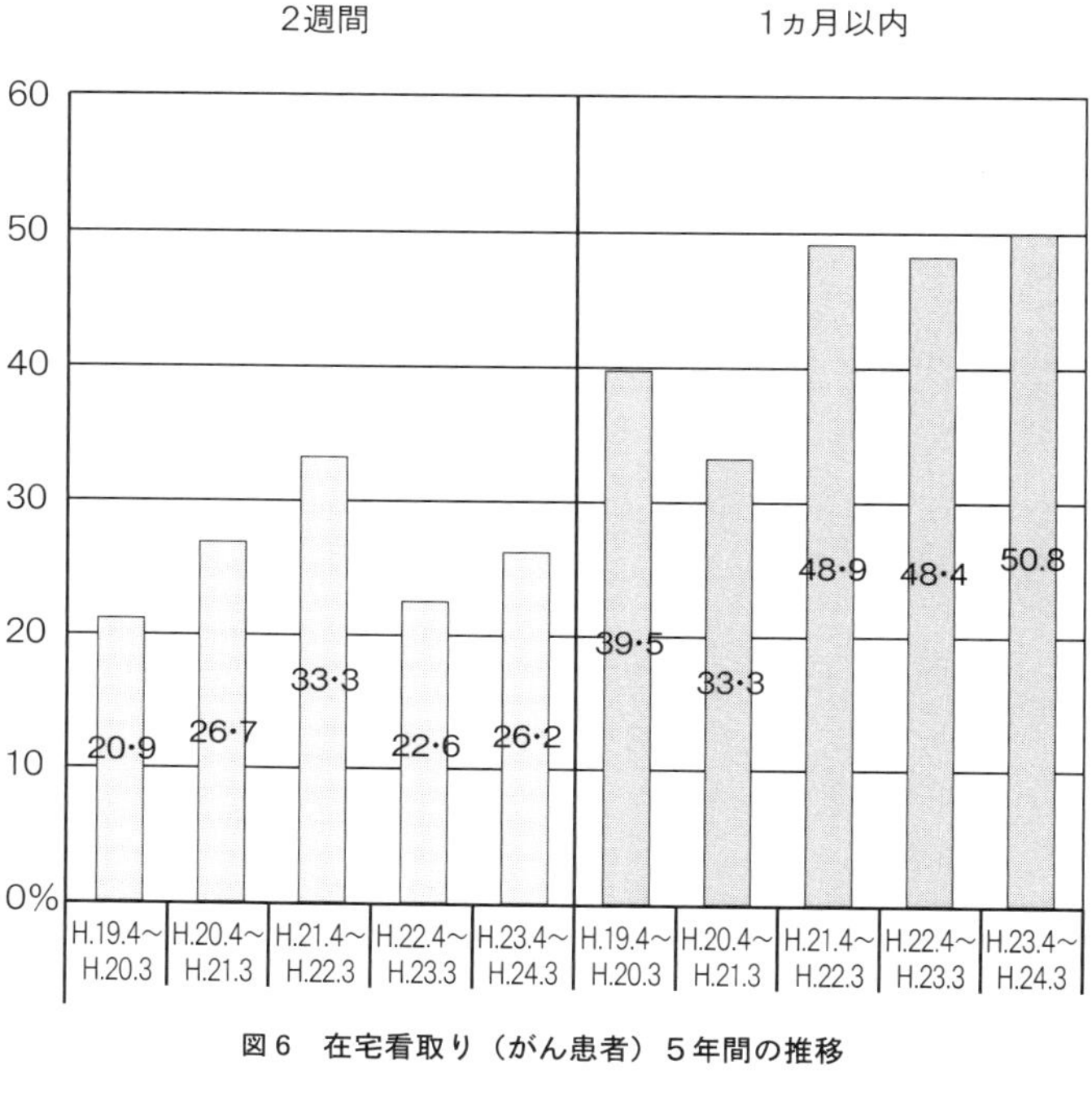

図６　在宅看取り（がん患者）５年間の推移

「楪」は私どもの活動エリア内にありますので、ここで過ごす人たちに対しては、私たちのチームが亡くなるまでお手伝いできるということです。

ところで図6は私たちが在宅ホスピスケアを提供した患者さんたちが在宅療養を開始して亡くなるまでの期間を示したものです。約四分の一の方は二週間以内に亡くなっているんですね。約半数の人が一カ月以内に亡くなっています。

つまり、がん治療が限界になったり、通院が困難になり在宅ホスピスケアを開始しても半数の人は一カ月以内で亡くなっているという、現実があるんです。こういう現実と亡くなる数週間から一カ月以内の間に出てくるさまざまな苦痛症状を考えますと、末期のがん患者さんたちには通常の医療や看護の経験だけでは適切に対処できないんじゃないかなということを懸念します。

専門診療所の制度化を

いま、多死社会に向けた地域包括ケアシステムというものが動き始めていますけれども、これは慢性疾患、認知症、障害高齢者の方が主な対象になっています。在宅医療は不可欠なわけですけれども、在宅医療の中核は、かかりつけ医が担うこと、そういう方向づけになっています。しかしながらかかりつけ医の先生たちは、主に外来診療を主とする一人開業医の先生が多いんですね。

〈地域包括ケアシステム〉

・慢性疾患、認知症、障害高齢者が主な対象
・在宅医療は不可欠
・在宅医療の中核――かかりつけ医
　外来診療を主とする一人開業医が多い

〈機能強化型在宅療養支援診療所の要件〉

・24 時間対応
・在宅医療を担当する常勤医 3 名以上
・過去 1 年間の在宅看取り実績 4 件以上

〈在宅緩和ケア（ホスピス）専門診療所の制度化を〉

・機能強化型在宅療養支援診療所の特化型
・主に短期間に死に向かう在宅末期がん患者を中心に診療する
・非がん患者の看取りも行う
・年間看取り数：40 名以上（がん、非がん合わせて、地域差は考慮）
・在宅看取り率：50%以上
・緩和ケア対応訪問看護ステーションと一体（24 時間）
・緩和ケア対応ケアマネージャーと一体
・地域包括ケアシステムの一角に位置付ける

在宅療養支援診療所という制度に基づいた訪問診療を中心にするような診療所もありますが、そのうちの機能強化型在宅療養支援診療所の要件は、二四時間対応することと、在宅医療を担当する常勤医師が三名以上、そして過去一年間の在宅看取り実績が四件以上ということです。ここで私が言いたいのは、医師三名以上で、年間わずか四件程度の看取りの経験で、短期間に多彩な心身の苦痛症状に直面する末期のがんの患者さんや、その変化に翻弄されつつ、予期悲嘆の中で過ごすご家族に、適切な医療やケアが提供できるのか?という懸念です。「できる」と言われてしまったら、「そうですか」というしかないんですけれども、本当にそうなのかなあと。このことを考えますと、私はやはり、在宅のホスピスケアに関して専門性をもった診療所が制度化される必要があると考えております。

機能強化型在宅療養支援診療所の特化型と考えていいと思いますが、主に短期間に死に向かう在宅末期がん患者さんを中心に診療します。しかしながら、当然緩和ケアの対象はがんだけではありませんから、非がん患者さんであっても、最後まで在宅で過ごしたいという方のお手伝いもします。専門性を持つためにはさまざまな経験を積む必要がありますし、専門性を持つということはそこで研修する人も受け入れなくちゃいけませんから、やっぱり、一定の年間看取り数を定め、その地域での看取りを行っていく必要があります。

そして、きちんと在宅で看取っていくということを示すためには、在宅看取り率が大切なんですね。家でみていたけれど、土壇場になって入院、ということがあると、実は一番大切な時間を病院の方に任せてしまうことになりかねないですよね。

地域全体で取り組む

そして先ほどからお話ししているように、医師も看護師もケアマネージャーさんたちも一体化して、いつでもチームとして活動できるような、そういう物理的な環境も必要だと思っています。

この提案は、地域包括ケアシステムの不足している部分を補完する形で、そこにきちっと位置付けを持つということなんですね。そうやって初

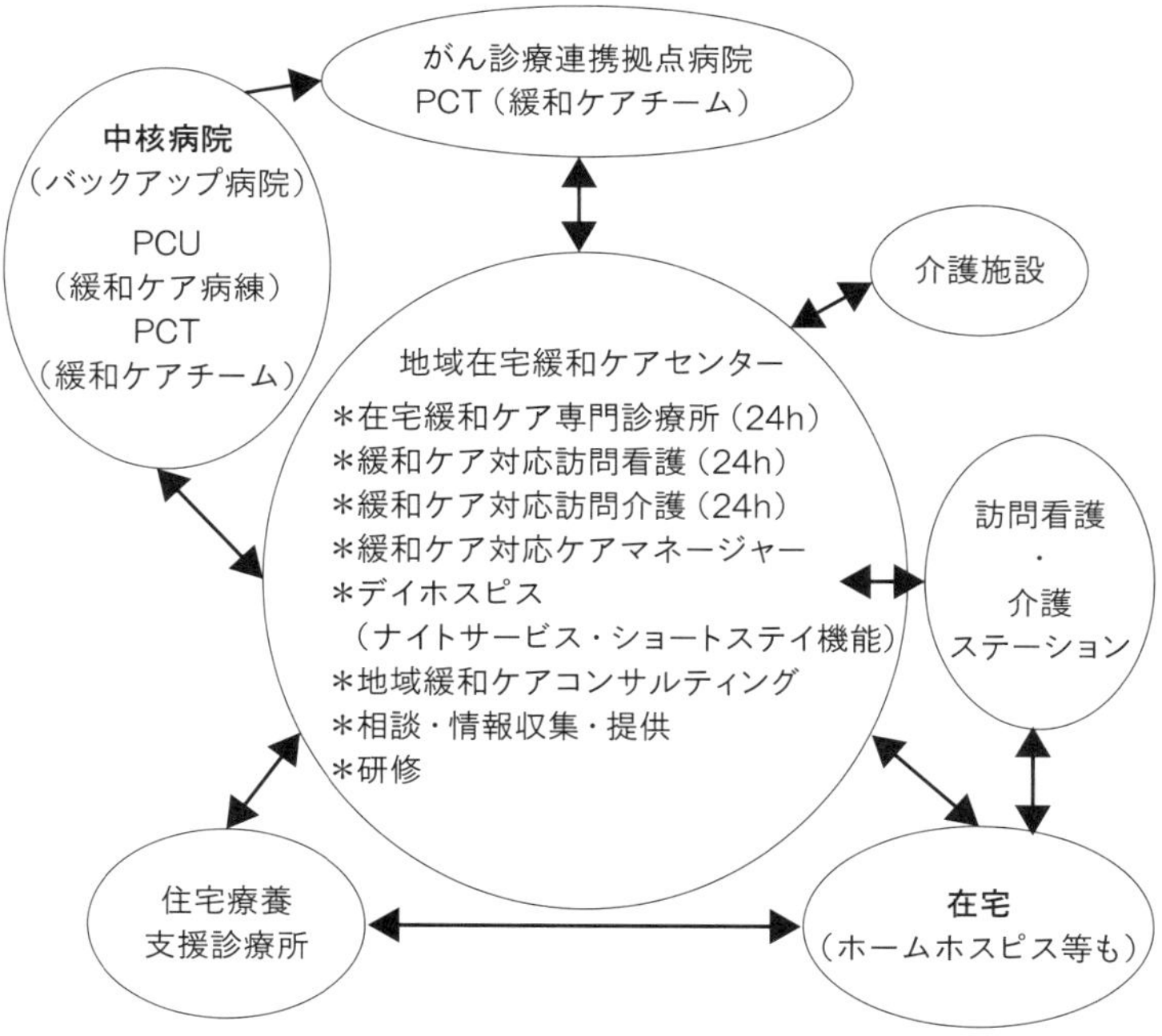

図7　地域在宅緩和ケア（ホスピスケア）センター構想

めて、地域包括ケアシステムはさまざまな場面に対応できるだろうということです。

私はそれを、できればいち診療所に任せるのではなくて、「地域緩和ケアセンター」、「地域ホスピスケアセンター」という形で、地域のニーズに応える必要があるだろうと思っています。

そこはホスピス緩和ケアの専門性をもった診療所、訪問看護ステーション、居宅介護支援事業所が一体化し、そしてデイホスピスなどのサービスを備え、地域の先生たちに対するコンサルティングもしますし、地域の訪問看護ステーションに対するコンサルティングもします。それから患者さんやご家族からの相談を受けたり、ホスピスケアに関する情報収集、情報の提供もします、そしてもちろん研修の場にもなります。こういうものが地域の中に必要なんじゃないかと思います。

先ほど話したように、二〇二五年には年間約一六〇万人の人が亡くなっていく、その多くはがんの患者さんが占めていて、そのがんの患者さんたちの半数が一カ月以内に亡くなっていくような状況を考えると、やはりこういう地域緩和ケアセンターというものがあって、地域のさまざまな医療機関と手をつなぎながらやっていくことが大事じゃないかなと、私はこんなふうに考えております。

Ⅶ　市民ホスピスへの道

米沢　慧

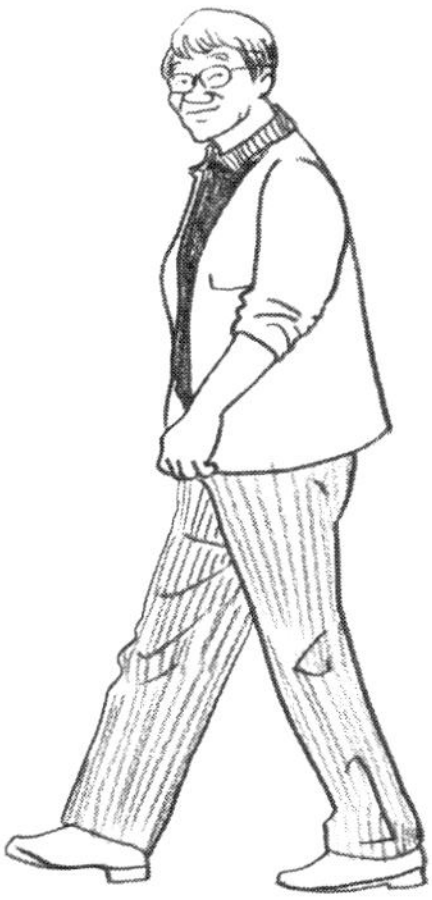

1 近代ホスピスの流れ

ホスピスは運動である

マザー・メアリー・エイケンヘッドの伝記、『ホスピスの母 マザー・エイケンヘッド』（ジュナール・S・ブレイク著、春秋社）は岡村昭彦没後三〇年にして、岡村の一番弟子といってもいい細野容子さんの監訳で刊行され、ホスピスへの視界が一気にひらいた観があります。

そこで細野さんが大胆に引き出した成果がありました。というのは、近代ホスピスの流れにはアイルランドのマザー・エイケンヘッドを始まりとして「四人の母がいる」と明示したことです。二人目は一九世紀の看護の母でもあるナイチンゲール、そして二〇世紀に入ってエイケンヘッドを継承したシシリー・ソンダース、そして「死を待つ人の家」のマザー・テレサの四人。二人のマザーと二人のプロテスタントのナースの活動を通して見通せるというのです。とても刺激をもらいました。

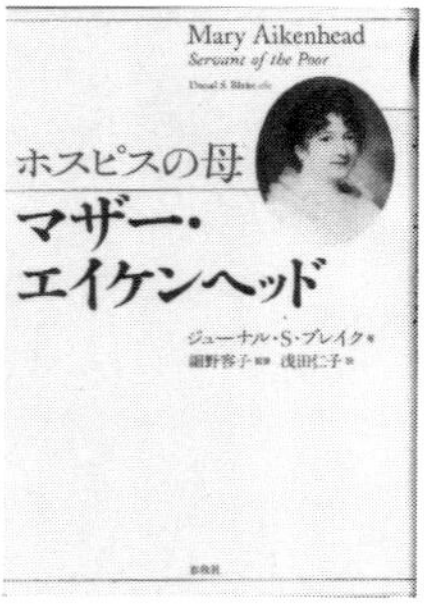

『ホスピスの母　マザー・エイケンヘッド』ジューナル・S・ブレイク著、春秋社、2014年

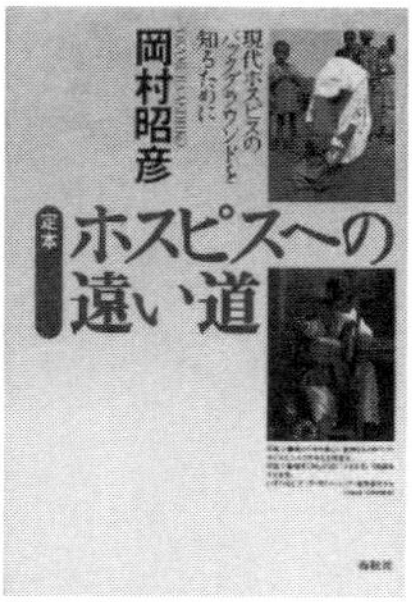

『定本　ホスピスへの遠い道』岡村昭彦著、春秋社、1999年

この指摘は、岡村昭彦の未完の著書『ホスピスへの遠い道』に大きな通路をつけたことになったのです。近代ホスピスは、イギリスから虐げられてきたアイルランドで死にゆく場所や最期のあたたかなスープとケアすら与えられない貧しい人々に手をさしのべたエイケンヘッドにはじまります。『ホスピスへの遠い道』のテーマは、一つに「マザー・エイケンヘッドの生涯」を追いかけること。次いで「二一世紀の看護を考えること」。そして、雑誌連載第一回のテーマが「人権運動としてのホスピス」でした。「ホスピス」とは、「遠い道」とは、こうした盛りだくさんのテーマを引きずっています。岡村昭彦の観点にたったとき、ホスピス運動は、女性による社会運動の側面を担っていたということがいえそうです。それから、エイケンヘッドが修道会（アイルランド愛の姉妹会）を立ちあげ「ホーム」への一歩を踏み出した一八一五

岡村昭彦「ホスピスへの遠い道」連載第1回（『看護教育』1983年4月）

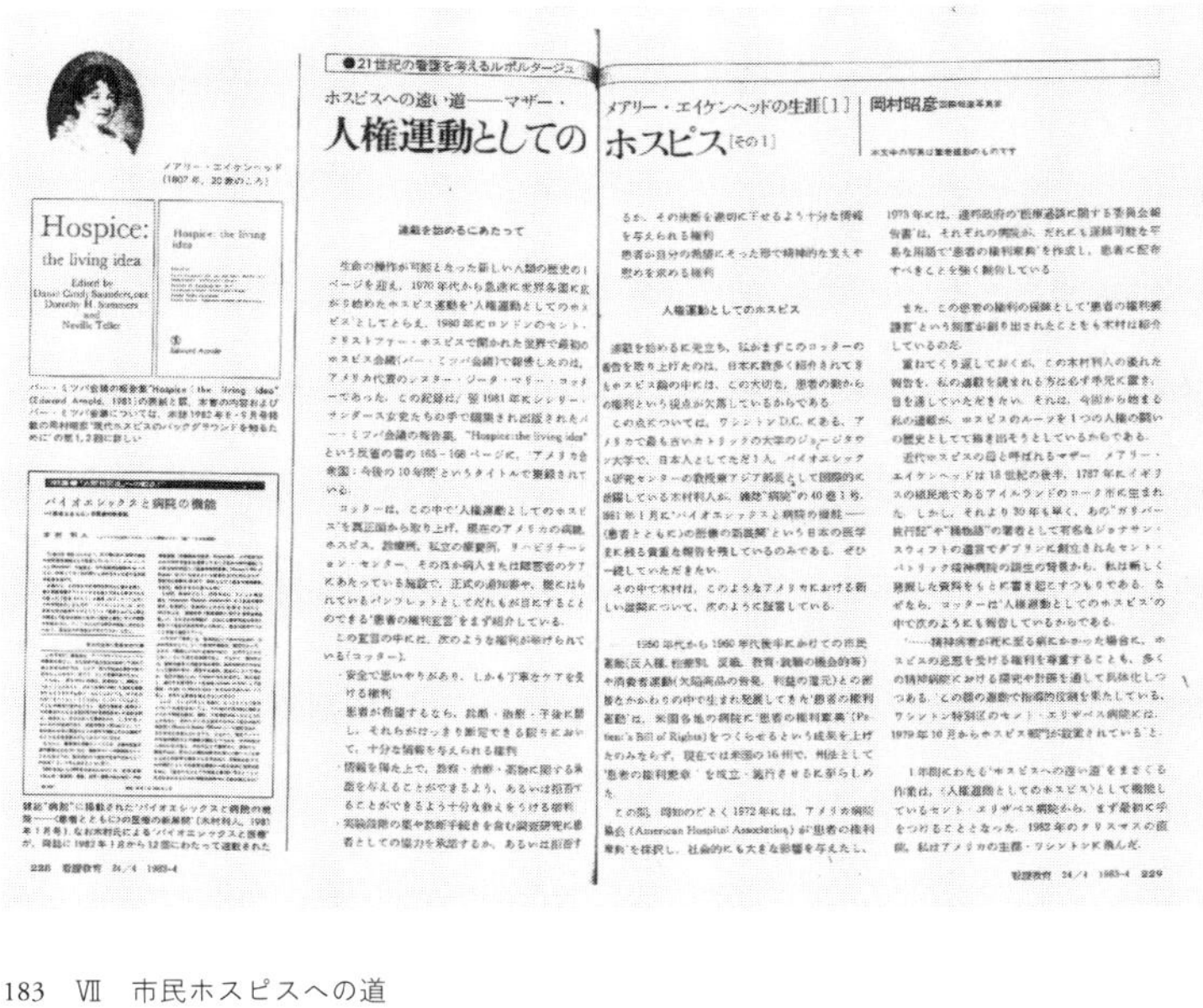
●21世紀の看護を考えるルポルタージュ
ホスピスへの遠い道――マザー・メアリー・エイケンヘッドの生涯［1］
人権運動としてのホスピス［その1］
岡村昭彦
連載を始めるにあたって
人権運動としてのホスピス
Hospice: the living idea

ホスピス（hospice）

語源はラテン語のホスピティウム（hospitium）。
中世ヨーロッパにおける旅人や病人の安息と看護のための教会や修道院などによる施設に由来。新約聖書「マタイによる福音書」25章34～35
ホスピタリィティ（hospitality）「歓待、親切に人々をもてなす」ホスト、ホステス、ホステル、ホスピタル（host hostess hostel hospital）など。

年を起点とすれば、ホスピス運動は二〇一五年で二〇〇年ということになります。

きょうは、限られた時間で「ホスピスは運動である」という、その起点を押さえながら、大きな流れを駆け足でまとめて、日本のホスピスまでたどり着きたいと思っています。

「ホスピス」の語源はラテン語で「おもてなし」、このことばは、東京オリンピック招致でもてはやされましたが、そうするとホスピスは「おもてなしだ」なんていう短絡した話になりかねません。ホスピスはそんなおもてなしの歴史ではないわけです。また、末期がんの人たちへのケアに短絡させる物語でもありません。近代史のなかでは、もう少し重たいです。病気だったり飢えや死に直面している人たちのいのちを受けとめる運動の起点だということです。

ところで、近代ホスピスの系譜を考えた場合、細野さんの「ホスピス四人の母」という指摘に共感しながら、私はもう一人、精神科医エリザベス・キューブラー・ロスを加えて「五人の母」として、近代ホスピスの経緯をみたいとおもいます。

近代ホスピスの二〇〇年の系譜――五人の母

ホスピスを運動として見た場合、つまり、ホスピスというのは思想、あるいは先ほどの「ホスピスへの遠い道」っていうそのミッション性ですね。何をかけているのか。実はこの五人の母たちの二〇〇年の歩みの中にあるんだ、というふうな視点が必要じゃないかと思います。

ここに五人、あげました［次頁］。大きな流れはマザー・エイケンヘッドからマザー・テレサへ。このマザーという言葉からもわかりますけれど、カトリックの精神、聖書にあるイエスのことばをベースにしたムーブメント、運動だったということは、みなさんもご存じだと思います。その間にフローレンス・ナイチンゲールとシシリー・ソンダースとエリザベス・キューブラー・ロスが入って、この五人です。こういう五人の思想と実践をベースにみたてるのが私たちの主題にあっているようにおもいます。たしかに、ホスピスという運動からみたらロスはいらないとか、ナイチンゲールは入らないじゃないか、とかですね、あるとおもいます。私は一〇数年前の『ホスピスという力』（日本医療企画）では、ナ

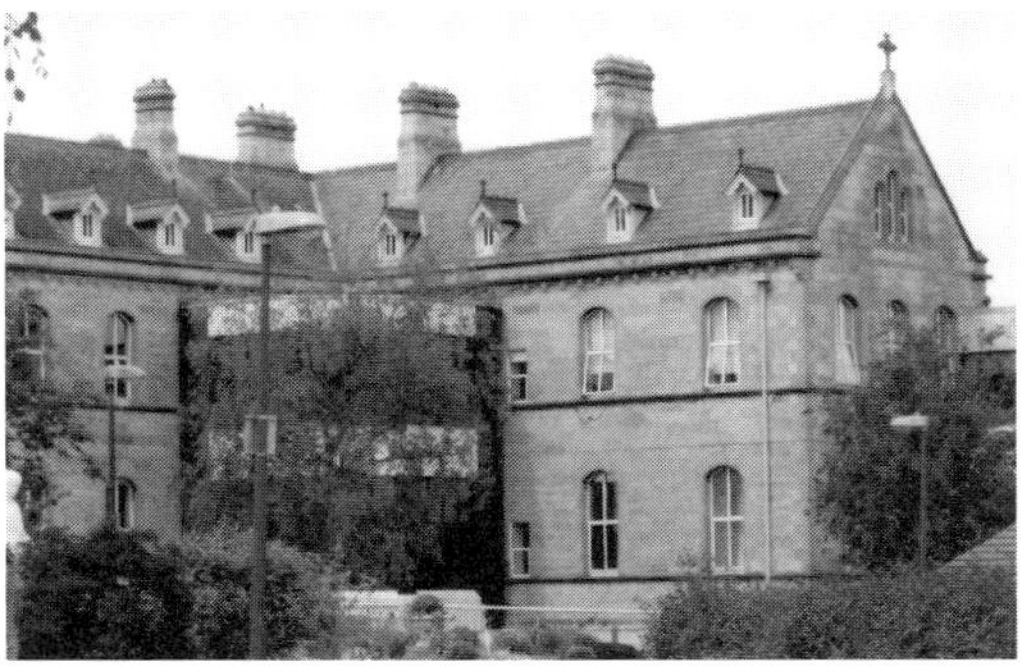

世界初のホスピス〈Our Lady's Hospice〉の現在

近代ホスピスの200年　その思想と使命の系譜―5人の母

マザー・エイケンヘッド（1787–1858 アイルランド）

〈近代ホスピスの母〉

路上で苦しむ病者や死にゆく人をホームのなかで受けとめていくこと

フローレンス・ナイチンゲール（1820–1910 イギリス）

〈近代看護の誕生〉

看護とは病気や傷害を予防するのにもっとも望ましい条件に生命をおくこと

シシリー・ソンダース（1918–2005 イギリス）

〈近代ホスピスの確立〉

死にゆく人へ医療看護を導入し、ホスピスケアを確立した

エリザベス・キューブラー・ロス（1926–2004 スイス）

〈死の過程の諸段階説〉

人は死に直面したとき、もっともその人らしい姿でいきる

↓

マザー・テレサ（1910–1997 旧ユーゴスラビア）

〈死を待つ人の家〉

病んでいる人のすがたや、飢えている人のうちにイエスをみる愛の深さ

イチンゲールを外して考えていました。いま、新たに書きすすめている『ホスピスというミッション』（仮題）で、大きく書き換えようとしています。

▼①エイケンヘッドと一九世紀

一八一五年、アイルランド愛の姉妹会（Irish Sisters of Charity）という修道会の創立が起点になります。エイケンヘッド（一七八七〜一八五八）の聖心に与した活動は多岐にわたって行われ、都市の貧民労働者のために精力的に公衆衛生や救貧病院の看護等に携わってきたのです。ざっと流れをつかんでおきましょう。

一八三四年　ダブリンにホスピスの原形となる一二床のセント・ビンセント病院設立
一八三八年　植民地下の政治犯としてオーストラリアに送られた同胞救済のためにアイルランド愛の姉妹会の修道女五人が渡豪
（一八五八年　ナイチンゲール『病院覚え書き』）
（一八六〇年　ナイチンゲール、聖トマス病院に看護学校設立。『看護覚え書き』）
（一八六三年　アンリ・デュナンによる国際赤十字設立）
一八七九年　アイルランド愛の姉妹会によって世界初のホスピス（Our Lady's Hospice　聖母ホスピス）がダブリンに誕生

フローレンス・ナイチンゲール

「看護とは自然が病気や傷害を予防したりするのにもっとも望ましい条件に生命をおくこと」

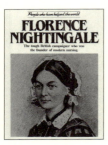

『病院覚え書き』（1858）　――病院建築家
「病院がそなえているべき第１の条件は、病院は病人に害をあたえてはいけないことである」（冒頭）
「病気のうちの多く、致命的な病気は病院内でつくられる」
・病院病
①ひとつ屋根のもと多数の病人が密集していること。
②ベッドひとつのあたりの空間の不足。
③換気の不足
④光線の不足

そもそも近代初のホスピスは行き倒れの人や死にゆく人に慰安を与えるために、小さな〈ホーム〉と呼ぶ安息の場を提供してきたことに始まりますが、このホスピスはイギリスの弾圧の最中に病んでいる人や死にゆく人々を、人種・階級や主義、プロテスタントやカトリックを問わずだれでも無条件に受け入れて、エイケンヘッド没後（一八七九年一二月）、ダブリン郊外に誕生しました。

▼②フローレンス・ナイチンゲール

普通は看護ということでまずホスピスは入ってきていませんが、近代医療、特に近代看護と病院という役割を無視してはホスピスは考えられません。またナイチンゲールといいますと『看護覚え書き』という代表的な著作で知られますが、ここで視野に入れてほしいのは『病院覚え書き』なん

シシリー・ソンダース

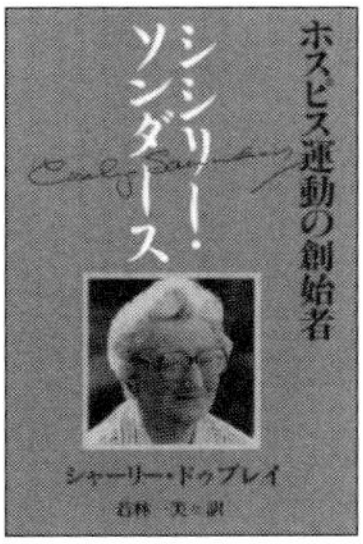

ソンダースの第一歩はアイルランド愛の姉妹会が1905年にロンドンの下町で始めたセント・ジョセフ・ホスピスでの実習と研究成果によるものだった。

当初は看護師として、その後ソーシャルワーカーとして勤めた際に、痛みに苦しむ末期がん患者のポーランド系ユダヤ人（デヴィット・タスマ）との恋を経験する。

この愛を契機にあらためて医学を志し1957年、39歳のときに医師の資格を取得。

翌年セント・ジョセフ・ホスピスに勤務。

肉体の痛みのコントロール、麻薬・モルヒネによる治療研究、その成果を末期がん患者のケアプログラムとして導入した。


ですね。

つまり、ここでナイチンゲールの関心は、近代病院の中の看護という問題を出してくるところにあるんですけれど、病院の重要な仕事というのは、一般には治療してくれることになりますが、もうひとつ、患者を無事に家へ帰すための施設なんです。そうすると、病棟が大事なんですね。病院の中でも患者にとっては病棟なんだ、そこに力点を置いていたのもナイチンゲールです。彼女は世界的にも病院建築の専門家として貢献しています。『病院覚え書き』は日本では評価が低いですが、こういう視点があるということは押さえておきたいですね。

▼③シシリー・ソンダースとセント・クリストファー・ホスピス

今日のホスピス運動は、エイケンヘッドの思想

ホスピスケアの原則

〈セント・クリストファー・ホスピス（ロンドン・1967年設立）〉

①患者の全人的苦痛を通して一人の人間（total person）として扱う
②身体的痛みや苦しみを和らげる（symptom control）
③不適当な治療（inappropriate treatment）を避ける
④家族のケア――死別の悲しみへのサポートを行う（grief care）
⑤チームワーク（teamwork）

→終末期の医療化（緩和ケア）と同時に脱病院化を定着させた。

を自ら受け継ぎ一九六七年にセント・クリストファー・ホスピスを設立したシシリー・ソンダースの足跡としてあります。流れをおさえておきましょう。

一八八四年　アイルランド愛の姉妹会の手による世界で二番目となる聖心ホスピス設立（オーストラリア・シドニー）
一九〇五年　アイルランド愛の姉妹会の手による世界三番目のホスピスとしてセント・ジョセフ・ホスピス設立（ロンドン）
一九五五年　シシリー・ソンダース、はじめてセント・ジョセフ・ホスピス訪問見学
一九五八年　ソンダース、セント・ジョセフ・ホスピスで痛みのコントロールの研究
一九六七年　セント・クリストファー・ホスピス誕生（ロンドン）

近代ホスピスといえばシシリー・ソンダース。文字通り近代ホスピスを確立した大きな存在です。みなさんご存じだと思います。最大の功績は、医療は病気の治癒だけではなく死にゆく人に対しても貢献できる医療看護の通路をひらいたことでした。つまり、痛みのコントロール（緩和ケア）を通してホスピスケアの流れをつくったのです。ことに、彼女が設立したセント・クリストファー・ホスピスが掲げた「ホスピスケアの原則」は、近代の医療技術の力を導入した〈いのち〉への配慮と死にゆく人たちの〈ホーム〉がひとつになった大きな約束ごととしてあります。今日のホスピス医療の力を最大限活かしながら同時に病院ではない、脱病棟化をはかったこと。今日のホスピス理念と運動の旗印となった大きな存在です。

▼④エリザベス・キューブラー・ロス

エリザベス・キューブラー・ロスといえば、みなさんご存じの『死ぬ瞬間』。オン・デス・アンド・ダイイング、死とその過程五段階説で知られています。日本では、ソンダースに先行して一九七一年（読売新聞社）に読まれました。けれど、ホスピス運動の歴史のなかの評価からすると、キューブラー・ロスは無視されているとはいいませんが、意外と評価が低いようにみえます。スピリチュアルケアといったところでは最優先して学ぶべき思想家であり臨床家だと思います。ロスは死生学というところに位置づけられていて、ホスピスという系譜の中に入れられていない。山崎章郎さんをホスピス医にした人ですが、日本では影響を受けた医師は少ないですね。ロスが

エリザベス・キューブラー・ロス

『死ぬ瞬間（死とその過程）』（*ON DEATH AND DYING*, 1969）

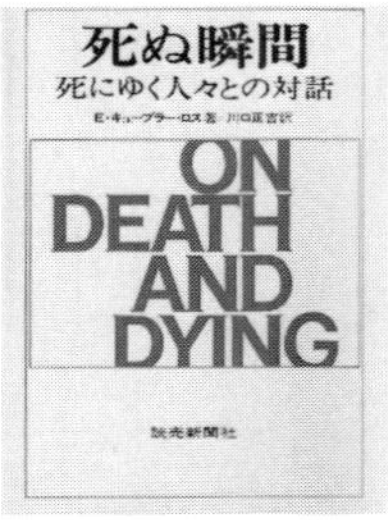

（読売新聞社、
1971 年初版）

第 1 段階　否認　※「恐怖」
（私にかぎってそんなことはない）
第 2 段階　怒り
（なぜ私なのだ）
第 3 段階　取引　※「嫉妬」
（私なのですね。でも…）
第 4 段階　抑うつ　※「悲哀」
（準備的悲嘆／そうだ、わたしは死ぬのだ）
第 5 段階　受容　※「愛」
（終わりはもうすぐ…。これでいいのです）
→生と死のワークショップ

〈シシリー・ソンダースの追悼メッセージ〉

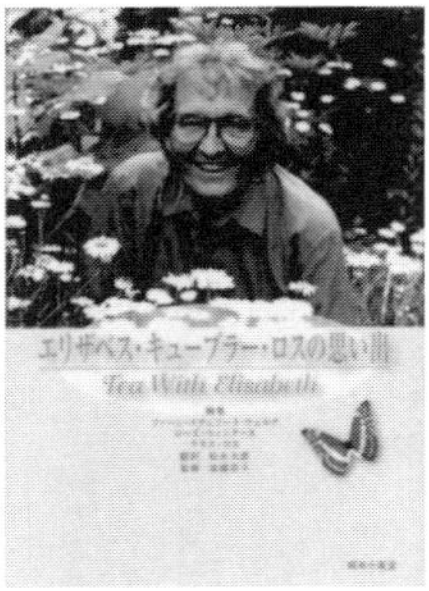

「エリザベスとは何年か一緒に講演した。
彼女は普通の人も死及び臨終に際して恐怖なしで向きあうことができること、人生の最期にあたって精神的にも成長する機会があること、また家族と和解することができるチャンスがあると訴えた。
…私たちは先行する人々の洞察の上に立ちながら、互いに補い合って仕事を進めていった。」
（『エリザベス・キューブラー・ロスの思い出』麻布小寅堂、2007 年より）

亡くなった後のソンダースの追悼文をみると存在の大きさを知ることができます。別掲しましたので目を通してください。

▼⑤マザー・テレサ

マザー・テレサを近代ホスピスの流れに五人目として語ると誤解を呼びそうです。しかし、アイルランドで始まったホスピス、マザー・エイケンヘッドの修道会（アイルランド愛の姉妹会）活動と精神をそのまま正当に引きついでいる存在は他にいません。

一九一〇年、マケドニア（旧ユーゴスラビア）生まれの彼女は一八歳のとき、アイルランドのロレット修道会シスターとしてインドに渡ったのです。

一九四六年に神の啓示を受けて、独自の修道会（神の愛の宣教者会）をつくり、一九五二年に誕生したのが、「死を待つ人の家」です。そのときのことばをあげておきます。

「この世の最大の不幸は、貧しさや病ではありません。だれからも自分は必要とされていないと感じることです」。

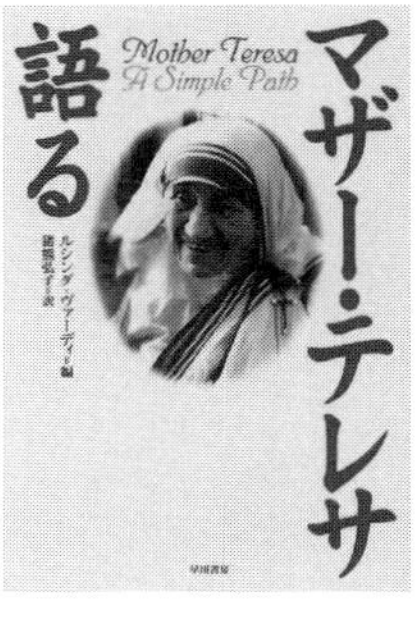

『マザー・テレサ語る』
ルシンダ・ヴァーディ（編）、
早川書房、1997 年

2　日本のホスピスの流れ

「死をみとる」専門病院

では、日本ではどのようなかたちでホスピスは受けとめられたのでしょうか。

日本に紹介されたのは、実は一九七七年です。一九六〇年代というのは、医療とか生命に関してはすごく大きな時代だったんです。たとえば南アフリカで世界最初の心臓移植手術が行われた一九六七年に、近代ホスピスが誕生していますが、そんな時代が見えなかったのです。日本ではシシリー・ソンダースのセント・クリストファー・ホスピスが誕生した一〇年後に初めて紹介されました。これ［下］が、一九七七年七月一三日の朝日新聞夕刊です。

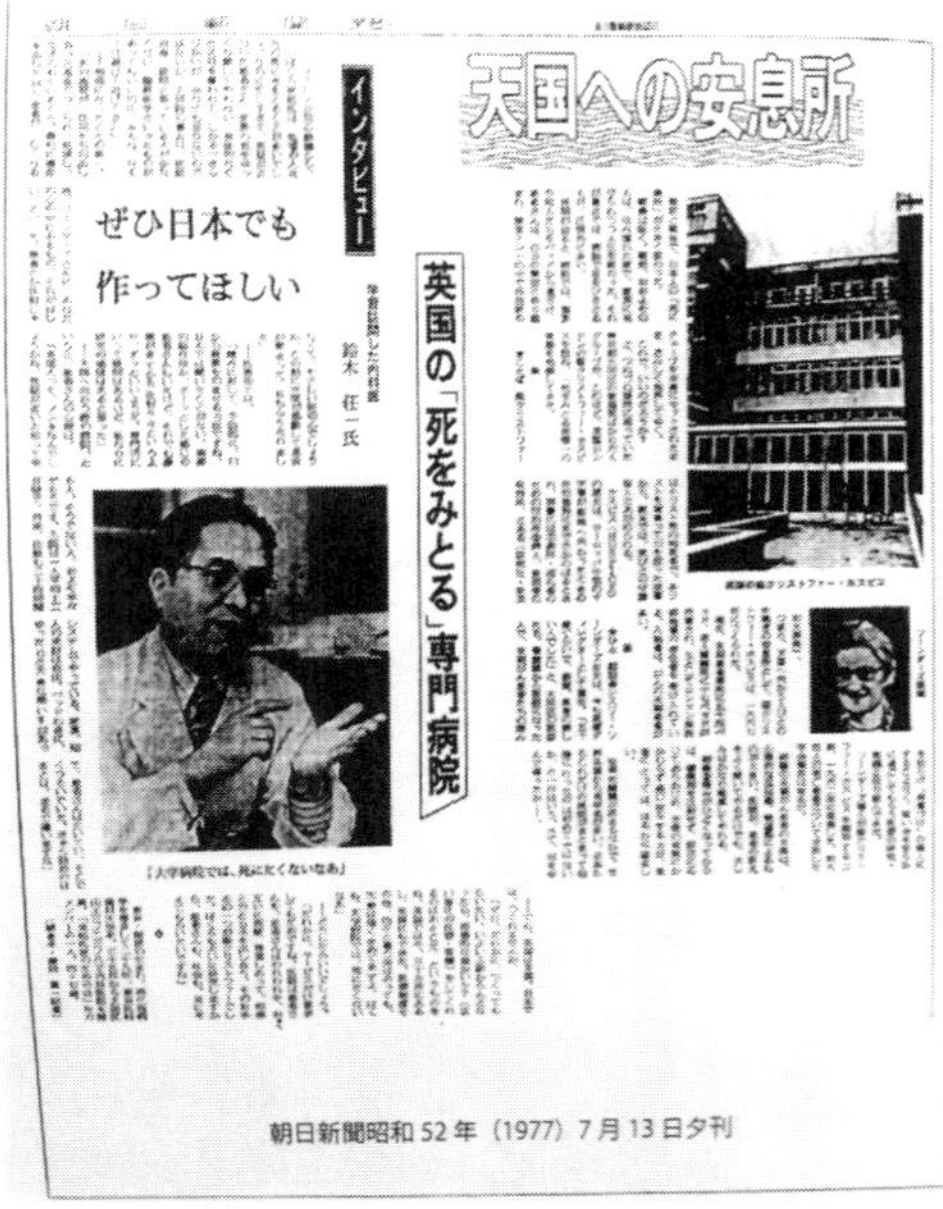
天国への安息所
インタビュー
ぜひ日本でも作ってほしい
英国の「死をみとる」専門病院
朝日新聞昭和52年（1977）7月13日夕刊

日本のホスピス運動の草分けの時代ですが、セント・クリストファー・ホスピスを最初に訪問されたのが鈴木荘一医師。数年前に取材させていただきました（先ごろ亡くなられました）。新聞には「英国の『死をみとる』専門病院」というかたちで日本に紹介されたということです。この年に「日本死の臨床研究会」が発足するんです。で、発足する基盤にはやっぱり鈴木さんたち、その当時の在宅クリニック系のお医者さん、そういう人たちが関心をもって始まったということなんです。日本が消費社会に突入した段階で動きがあったこと、これは重要だと思います。

この時期に意外と落ちてしまっていたんですけども、太田典礼という「日本安楽死協会」（後に「日本尊厳死協会」）をつくった人が、このセント・クリストファー・ホスピス、つまりホスピスを日本で最初に紹介していたんです。岡村昭彦の会の機関誌（『シャッター以前 VOL.6』岡村昭彦の会、川島書店、二〇一五年）で、同じ昭彦の会の世話人の一人、慶應大学経済学部教授の高草木光一さんの「岡村昭彦とホスピス」という労作、二〇〇枚に近い論考の中で指摘されていました。一九七六年に『死を選ぶ権利』の一四章に「ホスピス・解決のはじまり」でセント・クリストファー・ホスピスが取りあげられていたんです。いま読んでも見事な解説です。しかも、重要な視点は臨床としてのホスピスではなく、安楽死の問題、尊厳死の問題、死を選ぶ権利の問題としてホスピスが対象になっていたことです。生命操作が可能な時代の自然死という視点をはさんで考えること。これは知っておいていただきたいと思います。

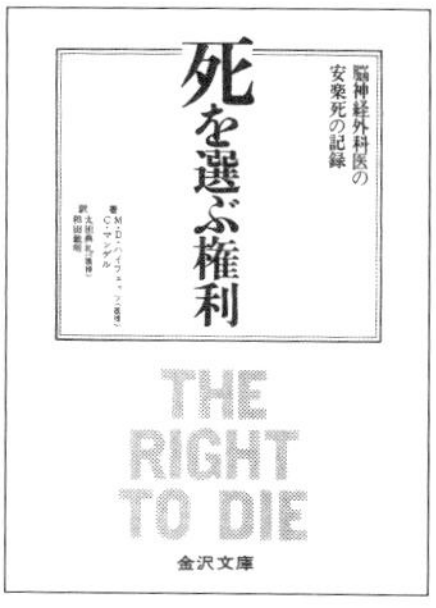

（『死を選ぶ権利――脳神経外科医の安楽死の記録』チャールズ・マンゲル著、太田典礼・和田敏明翻訳、金沢文庫）

一九八〇年　第一回世界ホスピス会議

二ノ坂さんからも話があったんですけれど、日本のホスピスを考える場合は、やっぱり一九八〇年なんです。実はセント・クリストファー・ホスピスで最初の世界ホスピス会議が開かれたことです。そのときに、一六カ国六八人が参加した五日間のこのホスピス大会のテーマがすごいんですね。

このときの記録は三年後に岡村昭彦が監訳して貴重な資料としてのこしました（『ホスピスケアハンドブック』、その後『ホスピス――その理念と運動』に改訂・米沢慧解説）。改めて主題を書き込んでみましょう。

①ホスピスの思想
②ひとつの生き方としてのホスピス
③死期を迎えるための哲学
④今日の痛みの概念

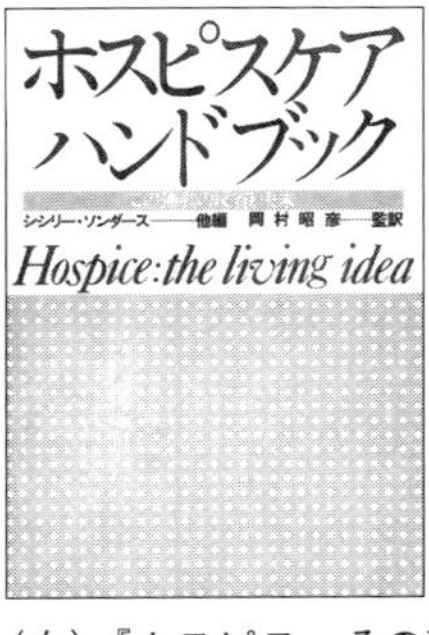

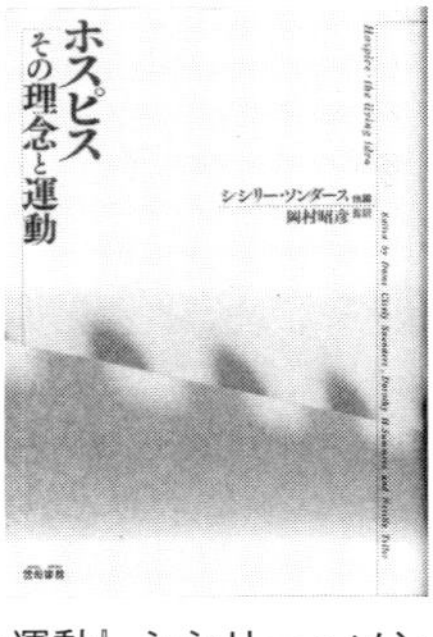

（右）『ホスピス―その理念と運動』シシリー・ソンダース他編、岡村昭彦監訳、雲母書房、2006年
（左）初版『ホスピスケアハンドブック――この運動の反省と未来』岡村昭彦監訳、家の光協会、1983年

⑤死にゆく患者の症状の緩和
⑥運動神経系疾患に対するホスピスケア
⑦世界に広がるホスピス運動
⑧ホスピスの成果、失敗、そして未来

ホスピスの対象はがん疾患にかぎらない。ことに⑥運動神経系疾患へのアプローチ、ＡＬＳ（筋萎縮性側索硬化症）を含む長期療養者のために、セント・クリストファー・ホスピスでは病床の少なくとも一〇％を開放していたといいますし、実際に一〇〇例の事例研究も公表しているんです。そしてこのとき、すでに⑧「ホスピスの成果、失敗、そして未来」を検討している。一九八〇年、まだ日本にホスピスが登場していないときに、です。三五年後の現在、日本ではこれらがどこまで討議され、臨床に活かされてきたでしょうか。ここで、私たち三人がこうしたホスピスをテーマに講演やシンポジウムをしているのは、非常に古くて新しい日本のホスピス三〇年史になっている、ということかもしれません。

▼患者の権利

もう一つ特記しておきたいことがあります。⑦の「世界に広がるホスピス運動」に関連してアメリカ代表が「…精神病者が死に至る病にかかった場合に、ホスピスの恩恵を受ける権利を尊重することとして〈人権運動としてのホスピス〉を掲げ、「患者の権利」を明示していることです。具体的にあげておきます。

・安全でおもいやりがあり、しかも丁寧なケアを受ける権利

・患者が希望するなら、診断・治療・予後に関し、それらがはっきり断定できる限りにおいて、十分な情報を与えられる権利

・情報を得た上で、診察・治療・薬物に関する承諾、あるいは拒否することができるよう十分な教えを受ける権利

・実験段階の薬や診断手続きを含む調査研究に患者としての協力を承諾するか、拒否するか、その決断を適切に下せるよう十分な情報を与えられる権利

・患者が自分の希望にそった形で精神的な支えや慰めを求める権利

ホスピス運動の基点に、患者の権利がはじめて加わったことです。「してもらう」「してあげる」という関係から「患者―看護師―医師」が人として対等に同じ場所に立つ平等意識を掲げたことです。

「患者と家族と医療者がファーストネームで呼び合えること、ホスピスは平等意識である」というメッセージを引きだした岡村昭彦は『ホスピスへの遠い道』の展望として二一世紀の市民ホスピスへの通路としたのです。

一九九〇年　緩和ケアと日本のホスピス

このホスピス会議にオブザーバーとして日本から参加したのは二人。その一人、聖隷ホスピスの準備室チャプレンの斎藤武さんは一九八一年に聖隷ホスピス（浜松）を、柏木哲夫さんは一九八四年に淀川キリスト教病院ホスピス（大阪）というかたちではじめて日本にホスピスを開いたのですが、当時の医師の多くがホスピスは末期がん患者の隔離病棟という程度の理解にとどまっていたのです。

ところが、一〇年後の一九九〇年、死にゆく人のケアを受ける権利として「ホスピス」はWHO（国際保健機関）によって緩和ケア（palliative care）という医療概念として認知されることになったのです。

「緩和ケアとは、治癒を目的とした治療が有効でなくなった患者に対する積極的な全人的ケアである。痛みやその他の症状のコントロール、精神的、社会的、そして霊的問題の解決が最も重要な課題になる。緩和ケア目標は、患者とその家族にとってできる限り可能な最高のQOLを実現することである。末期だけでなく、もっと早い病期の患者に対しても治療と同時に適用すべき点がある」。

この記述を読むと、WHOの指針は、セント・クリストファー・ホスピスが当初掲げたホスピスケアの原則、とくに「患者を一人の人間（total person）として扱う」というプログラムをほぼ満たすかたちになっているのです。確認しておきましょう。

・生きることのためだけではなく、死の過程に敬意をはらうこと
・死を早めたり、死を遅らせたりすることに手を貸さないこと
・体の痛みのコントロールと同時に痛み以外のつらい症状のコントロールをすること
・心の不安のケア、霊的なケアも行うこと
・患者に死が訪れるまで積極的に生きていけるように支援の態勢をつくること
・家族に対しては患者が病気で苦しんでいるときだけでなく、患者が亡くなった後の苦しみにも支援をすること

ホスピスの理念とその役割は緩和ケアという医療概念として定着し、生還のためのキュア（治療）と同等に扱われることになったのです。前述の規定表現は今世紀に入ると「緩和ケアとは、生命を脅かす疾患による問題に直面している患者とその家族に対して、疾患の早期より痛み、その他身体的、心理社会的問題、スピリチュアルな問題に関して早期に発見し、的確な評価を行い、予防したり、緩和したりすることで、患者や家族のＱＯＬを改善するためのアプローチである。…」（二〇〇二）と修正され「生命を脅かす疾患」ということばで終末期にかぎらない治療の早い段階からの緩和ケアも導入されるようになっていきます。

「緩和ケア」という概念の登場とともに一九九〇年、わが国でも、ＷＨＯの指針に基づいて、当

時の厚生省が「主として末期の悪性腫瘍患者または後天性免疫不全症候群（がんとエイズ）に罹患している患者を入院させ、緩和ケアを行う病棟」として、設置基準を作成しました。やっと健康保険の診療報酬として入院料を設定する医療制度に繰り込まれ、ここではじめて、日本にホスピスが定着する基盤ができたというわけです。

ホスピス医の誕生

一九九〇年はもうひとつ特筆することがあります。当時外科医だった山崎章郎さんの『病院で死ぬということ』がベストセラーになり大きな話題になったことです。この本がホスピスへの関心をあつめるきっかけにもなりました。山崎さんは外科医として携わったがん末期患者の臨床事例を通して、「病院は死にゆく人の力にはなれない」ことを医師の苦悩として率直に語られたのです。そして「患者をしっかり看取ることも医師の仕事ではないのか」「医療は死にゆく人の力になれないのか」「死にゆく患者を家に帰せないのか」という問いからメスを捨てて、「僕はホスピスに」とホスピス医宣言になったのでした。

これが日本のホスピスの流れとしては第二期に相当するとおもいます。

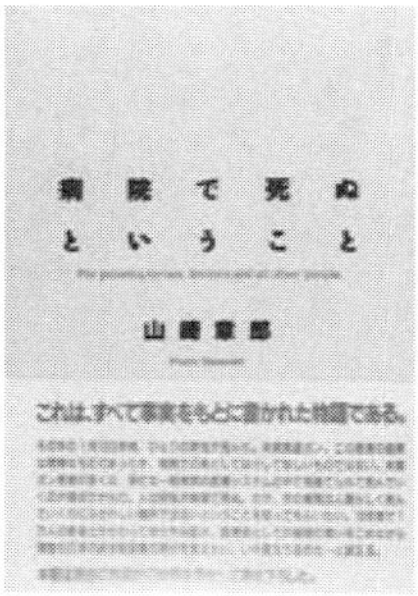

『病院で死ぬということ』
山崎章郎著、主婦の友社、
1990 年

3　市民ホスピスへの道

ホスピス運動第三期――二一世紀のいのちの情況

ホスピス運動としての第三期を考えるとすると、二一世紀に入った現在のいのちの情況に対応した活動ということになるでしょう。

いのちの情況といえば、まず長寿時代に入ったことです。世間では少子高齢化社会と呼ばれていますが、一九五〇年代には平均寿命は五十歳代でしたが、現在は男女とも八十歳代になろうという時代。みんな長生きするようになったことで、ライフサイクルが大きく変わったのです。

長寿という未経験の社会は、二〇〇〇年の介護保険法の施行とともに、介護世代を抱える福祉社会の真ん中にいます。その一方で、がん対策基本法の施行（二〇〇七年）によって全国各地のどこでも高度ながん医療を受けられるという均てん化がすすみ、がん予防及び早期発見とあわせて、治療の当初から、あるいは抗がん剤治療の終了前後から症状コントロール（精神症状もふくむ）ができるといった、一見メディカルタウンが形成されようとしているようにもみえます。

その一方で毎年三〇万人以上の人ががんで亡くなっていますが、ホスピスケアを受けられる人

〈宅老所よりあい〉理念

「通って、泊まって、いざとなったら住み、
逝くことができる身の置きどころ」

「ぼけても住みなれた町で、普通に暮らしたい」という願いをお年寄りと家族の実情に合わせながら、少しずつ形にしてきた、地域での手作りの取り組み。現場の実践からうまれた。現在の「宅老所」は全国に2000カ所を超える。

下村恵美子（「宅老所よりあい」創始者　1991年　福岡市）

は六％にすぎません。また家で亡くなる人も六％。がんに限らず八〇％以上の人が医療施設等で最期を迎えている現状です。

もうひとつ、長寿時代に突出してきたのが認知症です。これは老年期の後期として新たに登場してきた「老揺期《たゆたい》」のいのちの姿だと私は考えています。長生きすれば三人に一人はがんになる、あるいは認知症になっていくという、もうひとつのいのちのステージの到来です。

こうした時代だからこそ、市民の手による新たなホスピス、市民ホスピス運動が胎動してきているのではないか。その手探りについて、本の冒頭で「いのちを受けとめる試み」として紹介してきました。さいごにその展望と可能性にふれておきたいと思います。

市民ホスピス運動への一歩として

▼〈宅老所よりあい〉

その一つは、福祉施設を超えた、認知症の人たちの受けとめ

ホームホスピス〈かあさんの家〉理念

ひとり暮らしからとも暮らしへ

第１　住まい　既存住宅、空き家を活用する。地域住民に馴染みの環境であること。
第２　暮らし　一軒あたり５、６人の小規模であること。
第３　看取り　生活の延長戦上にある自然死の尊重。家族の看取りを支える。
第４　連携　地域の社会資源を利用し、様々な職種と連携していること。
第５　地域づくり　地域住民との連携、日頃からコミュニケーションをはかる

手としての、実績のある下村恵美子さん「宅老所よりあい」（福岡市）の二〇年におよぶ歩みです。

現在、認知症については介護保険法をベースとした福祉的介護にとどまっています。しかし、長寿の時代の認知症は死の過程（老揺期）のいのちの受けとめ手に委ねる選択肢しかありません。

「宅老所よりあい」には、いわゆる介護がありません。認知症高齢者を（治療や訓練でなく）自宅の延長で生活を変えないかたちで迎え、地域社会の一員としてかかわり町とつなげていく。「ぼけてもいいよ」という無条件な受けとめ方が貫かれています。通ってよし、泊まってよし、住みついてもよし。その先に自然なかたちの看取りがあるというものです（「宅老所よりあい」については18頁を参照）。

▼ホームホスピス〈かあさんの家〉

二つ目はホームホスピス「かあさんの家」の展開です。

この試みは市民の立場から導きだされた、ホスピス運動の

王道を歩んでいるものです（これについては24頁参照）。

すでに一〇年以上実績のある市原美穂さん（一九四七年生まれ「ホームホスピス宮崎」創始者・宮崎市）の独創ですが、その特徴は地域の風土や文化（看取り）に裏付けされた試みだということです。虫くいのように空き家が目立つ、一人暮らしの高齢者が目立つ。この二点に着目されたことにあります。別掲の「かあさんの家」の五つの理念からはあらためて、
①「かあさんの家」は看取りに焦点をあてるのではなく、暮らしのなかでいのちを全うする運動であること。
②「かあさんの家」のスタッフは同じ死の哲学を共有し、利用者のあるがままの生き様を見守ることに徹している。
③「かあさんの家」は施設ではない。暮らしの場である。
といったことが確認できることでしょう。

今日の話は、「近代ホスピスの歩みには〝五人の母〟がいる」といった流れでみてきたのですが、二一世紀、わが国のホスピスの課題をかさねてみると、長寿社会にあって老揺期のいのち（認知症）の受けとめ手になる「宅老所よりあい」運動の先駆けとなった下村恵美子さん、そして、地域の風土や文化を基盤にした

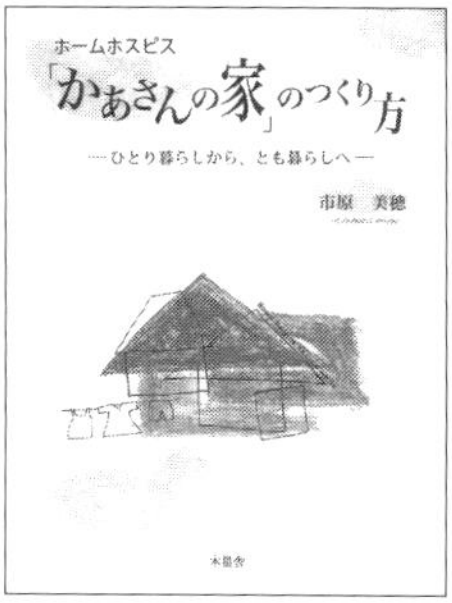

『ホームホスピス「かあさんの家」のつくり方——ひとり暮らしから、とも暮らしへ』市原美穂、木星舎、2011年

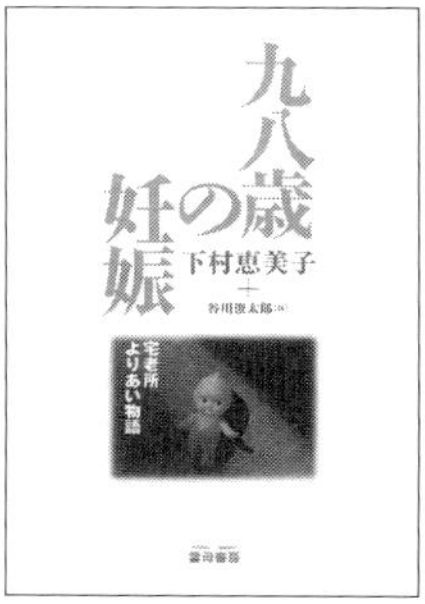

『九八歳の妊娠——宅老所よりあい物語』下村恵美子＋谷川俊太郎（詩）、雲母書房、2001年

「かあさんの家のつくり方」をホームホスピス運動に押しあげている市原美穂さんをあげていいのではとおもいます。この二人の思想と流儀に学びたいとおもいます。

このような二人の試みを通してみると、ホスピスは〈いのち〉は制度や社会の仕組みにあわせて支えられるようなものではないこと、〈いのち〉は市民の暮らしのなかで受けとめられるものだということ。ホスピスはその権利を自らのものにする運動にみえることです。

宮崎の「かあさんの家」の取材をした帰りにおもわず「市原さんは（市民）ホスピスの母ですよ」と口にしたほどでした。

Ⅷ　ホスピスは運動である
——いのちの受けとめ手になること

山崎章郎
二ノ坂保喜
米沢　慧

はだかのいのちにふれて

どんな人でも生きられる社会を

米沢　今回も三人三様それぞれの問題意識を通していのちの受けとめ方についての話があったかと思います。

まず言葉で引っかかったところで、二ノ坂さんの話で「はだかのいのち」という言葉が出たと思うんですね。「はだかのいのち」という言葉を通していまの時代をどういうふうに受けとめられるのかなあということを感じました。その「はだかのいのち」という言葉に触れてホスピスの運動というところでどう考えられるか、山崎さんから感想を含めてお話ししてもらえますか。

山崎　はい。二ノ坂さんのお話は、いろいろとドキドキするような、なんか、「お前それでいいの」って言われているような感じのことが多かったんですけれども、丁寧に聞いていくとですね、ひとつひとつが基本的には私たちが取り組んでいるホスピスケアに共通していると思って聞きました。

例えば、「はだかのいのち」ということについて、二ノ坂さんは障害児とか障害者の方たちの姿を通してお話をしておられましたけども、私たちが地域社会の中でつながりを持つ方たちに、たくさん増え続けているといわれている認知症の方たちがいますね。認知症の方たちも、ある意味ではそれまでの自分の立場とか、生き方とかが、十分に思うように発揮できなくなってしまった方たちですし、いろんな方の力がなければ、自己の尊厳を守ることすら難しい状況にあるという意味においては、まさに「はだかのいのち」と同じではないかということなんですね。

で、二ノ坂さんから、「重症児の人たちが、社会のトップランナーであって、その人たちが生きられる社会はどんな人でも生きられるんだ」というお話がありましたけれども、これは、認知症の人たちにも同じように当てはまるだろうと。その人たちが生きられる社会は、誰でも生きられる社会になるだろうという意味においてはまったく同じではないかなと思っています。二ノ坂さんのお話はそんなふうに聞きました。

それから、例えば、がんの患者さんたちも含めて、人が亡くなっていくプロセスは、さまざまなものを手放していくプロセスですよね。それはまさにはだかに近くなっていくということだと思います。

例えば日常生活を支えてきた自分の身体能力を失っていくわけですし、社会的な役割も失っていくわけです。それに経済的なものも失っていくわけです。それはだんだんとはだかに近くなっていくことですけれども、それでも、その人たちに、自分は人間として生きている、自分が尊厳ある人間なんだという思いを持てるようなケアが提供できる社会は、どんな人たちでも生きていける社会なんじゃないかなと、そんなふうに捉えました。

ホスピス思想の根底にあるもの

米沢　「はだかのいのち」を僕なりの言葉で受けとめると「死を思え」でしょうか。ラテン語で「メメント・モリ」っていう言葉があります。「死を思え」。はだかのいのちは、死を思えという、追いつめられた状況に通じる言葉だと思いました。

これは年齢のせいではないと思うんです。ひとつには、いまの時代というのは、何かはだかにされる、はだかにする、そういう時代を生きていると思うんです。政治的な状況もそうですし、二一世紀という枠組みもあるんでしょうけど、ホスピス運動の動きと重ねてみたときに一九九五年の神戸の震災（阪神淡路大震災）から二〇一一年の東北の震災（東日本大震災）ですね。天災を目の当たりにしたということと重なります。

僕が話のなかでふれた言葉でいえば「このカワイソウを分けてもらわないと生

きていけない」〔37頁〕という「怯え」ですね。そういうふうな響きとして考えていきました。

もう一つ、この「はだかのいのち」について二ノ坂さんの「小さなたね」のお話のなかにありました。これは貧困や病気に苦しむ人たちの救済活動をしたマザー・テレサの言葉でいうと、「貧しい人」って言い方をしますね。

貧しい人というのは経済的な意味じゃなくて、精神とか体も全部含め、「だれかに何らかの方法で頼らざるをえないような人」です。そういう人を救う際に比喩として、「魚をあげる代わりに魚をとる方法を教えなさい」という人がいる。けれど「釣竿を持つ力さえない人たち」がいる。そんな何もできないはだかのいのちの状態にある人たちに光を与えること、「平和なうちに、あるいは尊厳のうちに、生き、そして死を迎えられるようにするのが、私たちの仕事だ」っていう言い方をマザー・テレサはしていたんですね。

こういう眼差しが、ホスピス思想の根底にあるものだなと思ったわけです。

これは奇しくも、山崎さんの「ケアタウン小平」の活動でも、子ども、子育てという視野のなかにちゃんと入っている。こういうのがホスピスから新しく生まれてきた動きではないかと。これは在宅ホスピスが、地域のなかに入り込んで、ひらいた成果のひとつだろうと思ったのです。そういう人たちに光をあてるとい

マザー・テレサ（一九一〇―一九九七）旧ユーゴスラビア生まれ。一八歳のとき、アイルランドのロレット修道会シスターとしてインドに渡る。一九四六年に神の啓示を受けて、修道会「神の愛の宣教者会」を設立。一九五二年には「死を待つ人の家」をつくる。

う動きとして起こりつつあると、僕はそう受けとめましたけども、このへんの補足として二ノ坂さんどうですか。

二ノ坂 そうですね。まずこの「はだかのいのち」という言葉は、別に私たちのオリジナルというわけではないんです。障害児に関して、いろんな活動をやってきた先駆者たちがたくさんいますが、そういう時代からずっと言われていることなんです。そして、その考え方はとても重要だなと思います。

子どもの問題から気づいたこと

二ノ坂 ここで、少し「小さなたね」の発足と、いま考えていることをお話しさせていただくと、子どもの問題に関わり始めたのはいま所長をやっている水野さんの娘さんと出会ったのが最初なんです。娘さんが一五歳か一六歳でした。重度の脳性麻痺でからだがだんだん弱ってきて、背骨が歪んできて、それで呼吸障害がたびたび起こるようになってきてました。気管切開して人工呼吸器をつける状態になって、それで家に帰るというときに相談を受けたんです。その時が始まりでした。

ひかりちゃんというその子を家で診始めたんですけれども、実際に家に行ってみたり、話を聞いたりして、家族の負担というのは大変だなと思いました。しかし、同時に兄弟もいるし、それから犬もいる、両親とかおじいちゃん、おばあちゃんもいる。そこの家族のなかでは、その子をどういうふうに大切にしていくか、その子との関わりをどうするかということが大事なテーマになっていました。

さらに、訪問看護師がきてくれる、それから、訪問の先生たちがきてくれるという、その子どもを中心にした世界・生活があって、そこでそれなりに豊かな生活がなされているということを初めて見ることができました。それまでただ支援が必要だ、障害をもった子どもには支援が必要だというふうに見てたのが、随分見方が変わりました。

医師の視点を離れて

二ノ坂　でもやっぱり現実に、そういう子どものお母さんの負担というのは非常に大きいので、それをなんとかサポートしていきたい、ということでいまのかたちのものが始まったのです。同時にそのとき、福岡でもうひとつ「子どもホスピスをつくろう」というグループがあって、いまも活動しています。その人たちとも一緒に集まって、福岡の「子どもホスピスを考える会」という勉強会をやってたんですが、私たちがいま必要なのは子どものケアを、みんなで共有したり、お母さんのケアの負担を軽くすることなんだっていうことで、いまその活動をやっているんです。もう一方のグループは、「子どもホスピス」という、いまイギリスなんかでやられているかたちを目標にして、それを福岡につくっていきたい、そこに集約したいという考え方で、すこし考え方が違って、それぞれでやっていこうということになりました。

私たちは、子どもを預かることによって、家族の負担を軽くするということ、それがいま自分たちでできる第一歩だと考えました。それをやるときにNPOがいいか、個人がいいか、医療法人がいいか、と考えたら、クリニックでの実績があるので、それでやるのが一番やりやすいんだろうということで、いまのかたちでスタートしたという経緯があります。

「小さなたね」をスタートして、実際にやってみると、いかにそれが必要なことかということが分かりましたし、もうひとつ、そういう子どもたちの姿をみてもらうこと、地域の人たちに明らかにする、開かれた状態にするということが、すごく重要だということです。いままでは限られた家庭のなかに隠された状態としてあったんです。それを、地域のなかにひろげていくことによって、地域の人たちの見る目が変わってゆくのを実感しています。とても大事だなと痛感します。

それと、もう一つ、いま米沢さんの話をきいて思ったのは、この子たちに光をあててゆくといったんですが、ご存じの方多いと思います、びわこ学園の糸賀一

糸賀一雄（一九一四—一九六八）
福祉思想家。日本の重症障害児福祉の草分け、「近江学園」創設者。障害者福祉の父と呼ばれる。西日本で最初の重症心身障害児施設「びわこ学園」設立。著書に『この子らを世の光に』（柏樹社、一九六五）、『福祉の思想』（日本放送出版協会、一九六八）など。

雄さんという方の言葉です。昔から、本当に何もない時代からやってる方で、彼は、「この子らに世の光を」じゃなくて、「この子らを世の光に」というんです。「この子たちが世の中の光になるような社会をつくっていきたい」という、私はそれを聞いて非常に感銘を受けました。そういう考えの深さみたいなものを、私たちが学んでいかなければいけないということを思いました。

米沢　そういうところでいうと、医師だからとか医師としてという視点ではないですよね。

二ノ坂　そうですね。

米沢　医療センターという発想もない。あくまでも、いのちの受けとめ手として、必要じゃないかという、そこからやれることをやったということで、それを医療の問題にしなくても、可能だっていうことをおっしゃっている。

二ノ坂　はい。子どもたちにとっては、自分たちが生きていくためには医療も必要だけど、もっといろんなものが同じように必要で、医者だからどうだとか、医療だからどうだとかいうことではないように思います。それはある意味で、末期がんの方をみるときでも、神経難病の方をみるときでも、医療の度合い、関わりの度合いはいろいろ濃かったり薄かったりとかいうのはありますし、医療がまったく不必要ということではありませんけれども、医療だけではない。医療は支える大事な柱のひとつではあるけれども、それ以外のものもいっぱいあって、はじめて生活や人生が支えられていくということだと思います。

のこされる遺族の「受けとめ」

米沢　で、さっきの「はだかのいのち」という言葉に返していくと、山崎さんの仕事の関連でいうと、在宅で看取り見送った人が今度は「一人取り残される」という、遺族の姿にもまた「はだかのいのち」をみています。これはまあ、長寿社会になって必然になってきていると思うんです。いのちがはだかになっていくそのサポートはできるのか。つまり、一人になった遺族の「受けとめ」です。山崎さんが関わられているホームホスピス「楪《ゆずりは》」の動きっていうのは、そういう視点があったんでしょうか。

山崎　ホームホスピスは宮崎の市原美穂さんたちが前から取り組んでいて、非常に共感をしていたんですね。共感していたことの理由の一つは、いま二ノ坂さんが指摘されたように、在宅のホスピスケアは施設ホスピスケアとは違って、その方の生活にあふれています。そこで療養して亡くなっていく経過の中で、本当にたくさんの出来事が起こるわけです。それらの出来事の一つひとつが、残された人たちにとっては、そのあとの人生を生きていくうえで大きな力になることが多いのです。

在宅で患者さんが最期を迎えたあと、ご遺族は、本人の思いに応えられたという達成感を持つことがとても多いです。またそのとき流す涙はただの悲しい涙じゃなくて、やり遂げたんだという万感の思いのこもった涙のことも多いわけです。ただ、そのご遺族が、「ふと振り返ったら、遺された私はひとりっきり。私だって在宅で患者が過ごしたように過ごしたいのに、でも現実はできないんじゃないか」となるわけです。そのことに関わった者としてはそれはなんとかしなくちゃいけないと思うわけですが、市原さんたちの動きはそこから始まっていると思います。

小平のホームホスピス「楪」はNPO法人を立ち上げて活動しておりますけども、理事長の嶋崎叔子さんは——実はこの方のお母さんは私が桜町病院の聖ヨハネホスピスでお手伝いして亡くなった方なんですけれども——ご自分の受けたホスピスケアの体験を通して、ホスピスの考え方とか良さというのを実感していて、市原さんたちの活動を報道した新聞を読んで、「自分たちもホスピスケアに携わることができるんだ」というふうに思われて活動しはじめたんですね。

結局そのホームホスピスの動きが、私がさきほどからお話ししている「一人遺された自分はどうするの」といった問いかけに、答える一つの道でもあったということなのです。

しかも私どものケアタウン小平チームの活動範囲のなかに、ホームホスピスができましたので、そこで生活をしている方々に必要になってくる緩和ケアに関しては、二四時間われわれがお手伝いできるわけです。去年の四月にオープンしましたので、現在一年と数カ月になりますね。もうすでに五人の方がそこを終の棲家として旅立っていかれています。その経験を通してホームホスピスは新しい「いのちの受けとめ」の場として、さまざまな可能性を秘めていると思っています。

生活の延長にあるケア

在宅ホスピスケアの発想

山崎　ところで、さきほど「小さなたね」のお話のなかで、小児ホスピスに取り組んできた仲間たちと、その取り組みの方向性が少し違ってきたので、別々に取り組むことになったというお話をされていましたが……。

ニノ坂　「小さなたね」は水野さんのひかりちゃんという娘さんとの出会いではじまった。そして、いろんな問題の中で、まず自分たちができる、日中一時預かりの場所をつくろうということからはじまったんです。

一方のグループは、子どもホスピスを作りたいといって、イギリスなどを見てきて非常に素晴らしい活動をやっているので、それを日本でもやりたいということでいま活動しているんです。そういう活動は大阪とか東京とか、北海道とか、各地でいくつかなされていて、それはそれで私は全然否定はしないんですけれども、本当に必要なものは、——さっき出しましたけれど、竹宮さんたち、建築家がいっている言葉のなかに、〔151頁参照〕「実際に子どもや家族が必要としているものに対して、どういうふうに対応していくかという柔軟な発想と、それを実現してゆく力をもつべきだ」ということと、もう一つは、「施設ですべてを提供しようとするのではなくて、施設はその地域のなかで子どもたちをサポートしていく、支援する役割であるべきだ」ということ。これはまさにその通りであると思うし、私たちや山崎さんも在宅やっているというのは、在宅ホスピスの関係は基本的にそうだと感じてやっているということなんですね。

ホスピスのあり方

山崎　私も施設ホスピスで一四年間仕事してきていて、いま、在宅ホスピスケアに携わっているわけですが、「自分は施設ホスピスで何をしてきたのかなあ」という思いにとらわれることがあるんです。

施設ホスピスで仕事していたときには、自分にとってはすごく納得できる仕事をしてきたなと思うんですけれども、在宅に場を移して、在宅のホスピスケアに取り組んでいると、われわれが施設ホスピスで提供してきたケアはちょっと過剰だったんじゃないかなという気がしているんですね。

なぜかというと、私は外科病棟でも終末期医療に取り組んでいて、そこで決定的に足りなかったものを、施設ホスピスで展開しようと取り組んできたつもりだったんですね。

例えば、患者さんのところに、朝夕一日二回は必ず顔を出してみるとかですね、看護師さんたちはそれこそ絶えず患者さんのそばにいて、声をかけたりケアするわけですね。

それは、患者さんにとっても家族にとっても、とてもよかったと、評価されるケアだったわけですが、でも在宅に場を移したいまは、末期のがんの患者さんたちであったとしても、例えばもう間もなく亡くなるかもしれないという状態をのぞきますと、だいたい訪問は週一回なんですね。看護師さんたちも毎日行くことはほとんどなくて、せいぜい週一、二回じゃないですか。ほんとうに具合が悪くなると毎日行くこともありますが。

だけど、患者さんやご家族が、在宅ホスピスケアが始まってから亡くなっていくまでの間、そして看取った後に、感じてくださる納得感とか、満足感とか達成感というのは、施設ホスピスでご家族が感じられた思いとそんなに変わりがないんじゃないのかなと、思い始めたわけです。それは、明確な比較はできないけれども、感じ方としてそういうふうに思うんですね。そうすると、ホスピスでわれわれが取り組んできた密度の濃いケアというものは、本当に必要だったのかなあというふうにね、いま思い始めている。

二ノ坂さんの話と関わってくるんですが、施設ホスピスの利用の仕方というのは、いままではそこを終の棲家にする場合がほとんどでしたが、今後施設ホスピスの役割は、在宅ホスピスケアを中心にして、その在宅で介護しているご家族が疲弊したときに、その疲弊を軽減していくための、一定期間の滞在場所であるという、在宅ホスピスケアを補完することを目的にしたものに少しずつ変換していく必要があると思います。施設ホスピスで完結してしまうことを目指してきた従来のホスピスの在り方は、在宅に場を移してみると、本来のホスピスの在り方ではなかったと思うようになっているのです。また、施設ホスピスはご家族のレスパイトには必要ですが、そこで適切な介護が提供されれば、在宅で関わっていた訪問看護師や医師が、そこに行けば在宅での関わりの継続性を保てますので、そのような取り組みもありかなと思ってます。ホームホスピスはまさに、そのような取り組みの一例ですよね。

なので、従来の私たちの取り組んできたホスピスの在り方でなくてもいいんじゃないのかな、ということを思っておりましたので、二ノ坂さんのお話を聞いて、まさにそうだなと思っているわけです。

二ノ坂　ありがとうございます（笑）。

レスパイト
休息、息抜きの意味（英respite）。「レスパイトケア」「レスパイトサービス」は、障害者／児や、在宅での介護が必要な患者さんをケアする家族の負担を軽減するために、一時的にケアの代替を行う家族支援サービス。

ホスピス運動の本質

山崎　すみませんそれでもうひとつ。二ノ坂さんは最初のスライドで、「なぜホスピスに関わる人々がエボラとか少年兵とかストリートチルドレンに関心を持たないのか」という投げかけをされたわけですよね。それはまさに、自分に対してもそうだとおっしゃいましたけど、私にもそれはズンとくるわけです。たぶんみなさんもそうだったと思うんですね。

私があるとき、ある人と話してて、脳死、臓器移植が話題になったことがありました。いまでは日本でも臓器移植法の改正があって、子どもさんたちの臓器移植も可能になっておりますけれども、それがまだ難しかったころに、海外に行って、そして何千万ものお金がかかるので、その子の臓器移植のためにたくさんの人が募金に協力して、アメリカや海外に行って手術を受けて帰って来るわけですよね。でも、アフリカでは、食事すらとれずに餓死していく子どもたちがいっぱいいるじゃないかという話にもなったわけです。

つまり、世界にいろんな問題が起こっていることはわかっているし、「なんとかできないかな」と思いつつも、でも、いま目の前で起こっている問題もいっぱいあるわけです。二ノ坂さんが結局「小さなたね」の活動をしていくときに、いま現実に目の前にいて、困っているお母さんたち、子どもさんたちがいるときに、そこから、まずはじめるところが大切なんだとおっしゃったように、われわれにとっても同じだと思うんですね。

世界の様々な問題もあるけれども、われわれはまず目の前の、いま本当に困っている方たちに対して、しっかりとケアをやっていくこと、そこからしかはじめることができないんじゃないかなあと思ってしまうんですね。どうでしょうか。

二ノ坂　おっしゃる通りで、私が言ったのは「それしないからダメ」だとか「これをやれ」というようなことではなくて、それがある意味ホスピス運動の本質みたいなところだと思うんです。

ホスピス運動のそもそもの始まりがアイルランドで、非常に貧しい人たちが、安らかに死ぬ場所すら与えられないときに、それを提供したのがマザー・メアリー・エイケンヘッドだというふうに私は理解しているんですが、人間が人間らしく最期を迎えるためのケアが必要だということだと思うんです。

そういう観点からいうと、ホスピスというのは人間の生きること死ぬこと、生まれることのすべてを含むとは思うんですけれども、ただその中で、とくにいまの日本のホスピス運動の流れがどうも医療の方に偏っている。これ、山崎さんが指摘する通りだと思います。

マザー・メアリー・エイケンヘッド
（一七八七―一八五八）
近代ホスピスの母。一九世紀アイルランドで貧しく病に苦しむ人々のために生涯を捧げた。一八一五年、修道会〈愛の姉妹会〉創設。一八三四年、ダブリンにホスピスの原形となるセント・ビンセント病院設立。ナイチンゲール、シシリー・ソンダースに影響を与えた。

人権運動としてのホスピス

二ノ坂　それともう一つ思うのが、少し内向きになりすぎてないかなということです。小乗仏教と大乗仏教というのがありますね。小乗仏教というのは個人の救済の方に向かっていく。大乗仏教というのは社会の救済の方に向かっていく。非常に大雑把で、私も十分理解していないかもしれませんけれども。ホスピス・緩和ケアの方向性が、個人の救済・ケアの方向にのみ向かいつつあるのではないか、個人のケアという枠組みをこえて、人類というと大げさかも知れませんが、社会における人間存在へのケアへと広がる必要があるように思うんです。まだ十分に自分の言葉になっていませんが。

例えば、岡村昭彦の言葉でいえば「人権運動としてのホスピス」という視点に立ち返らないと。患者さんに寄り添うとかその人らしくというのは大事なんですけれども、そのレベルで、（そのレベルっていっちゃ悪いけど、）いわゆる個人救済のレベルで満足しているような気がするんです。だから、それだけじゃなくて、その人が本当に人間らしく生きる、そしてその人たちをみんなで支えることができる、そしてそれぞれの人権が守られる社会にしていこうというのがホスピス運動の基本だと思うので、そういう視点から、ホスピス運動というのを大きな視点

岡村昭彦
（一九二九―一九八五）
アメリカの『LIFE』誌のベトナム戦争報道でデビューしたフリーランスの報道写真家、ジャーナリスト。戦争報道による入国禁止処分を契機にベトナム戦争のルーツを探るルポルタージュの過程でアイルランドへ赴き、戦場の死からホスピスの思想に辿りつく。「ホスピスへの遠い道――二一世紀の看護を考えるルポルタージュ」を『看護教育』に連載（一九八三―八五）。最晩年にはバイオエシックス運動も含め、看護師への自主セミナーなども精力的に行った。

からみたときに、例えばエボラの問題だとか、そのほかのいろんな問題に関しても、自分が関わる、関わらないということではなくて、そういうことが大切なんだ、ということを自分たちの心の隅においておくということが必要じゃないかということで、ちょっとみなさんに考えるきっかけをもってもらいたいと思って、あえてああいうのを出しました。

大切にしたい「言葉」

山崎　よくわかります。いま二ノ坂さんがおっしゃった、内向きになりすぎてるんじゃないかという話なんです。

私、前からしばしば言っているんですけれども、言葉っていうのはすごく大事だと思うんですね。緩和ケアと、緩和医療。これ、同じじゃないと思うんです。つまり、ここのところをしっかり押さえておかないと、しばしば勘違いをしてしまう。

例えば、緩和ケアがなにかといったときに、ここに並んでいる三人は緩和ケアというのは全人的ケアとイコールと考えているんですね。それは、まぎれもないと思うんです。しかしながら、がんの痛みを緩和するだけで緩和ケアをしていると思い込んでいる人もいる。

がんの痛みを取ることはとても大事です。だけど、痛みは取れたとしても、その患者さんが、直面していること、病気として治すことは難しい、時間も限られているんだ、そしてこれからどんどんと体が衰弱していって、日常生活が難しくなるんだという、そういう問題に対する解決にはならないわけですよね。でも患者さんの人生にとってはそういうことこそ大事なわけですよね。だけど世の中ではがんの痛みをとったら緩和ケアをしているというふうに言葉として使われてしまうと、緩和ケアという言葉があまりにも小さな意味づけになってしまいます。ですから私は「緩和ケアと緩和医療は違う」と言い続けてきたし、これからも言い続けるんですけれども、つまり、医療的な要素は絶対に必要なんだけれども、医療的な要素が満たされたからといって緩和ケアができたとは絶対言ってほしくないんですね。

だから緩和医療学会は、緩和医療学会なんですよ。緩和ケア学会じゃない。緩和ケアを支えていく医療的な側面なんです。

ホスピスケアの役割

米沢　いまの話は、山崎さんがはじまりのときから、ずっとそのことにこだわっておられたことです。山崎さんをインタビューした『ホスピス宣言』(春秋社、二〇〇〇年）という本を出して、その後『新ホスピス宣言』（雲母書房、二〇〇六年）という対話本を出しましたが、その本で「がんの痛みを取らない医者はもう犯罪だ」という言い方をしている。つまり緩和ケアのレベルを、そんなのはもうホスピスケアの対象にならない、そんなレベルのことじゃないんだっていう言い方をされているわけですね。

それは言ってみれば医者の技量といいますか、そういう枠内の問題であって、それをやるのがホスピス医ではない。それは医者として当たり前にできなくちゃいけないし、それは医師ならもう可能なんだっていうことですね。そこまでいったときに、実際に山崎さんの言葉で出てくるのは医療としてのケアではないんですね。

最終的なホスピスのケアというのはスピリチュアルケアであると、山崎さんはいっていると思うんです。そういう意味では、一歩先に行っていて脱医療というか、医療の接点では、ホスピスケアを分離されていたんですね。

患者の痛みを緩和するっていうことは医者の仕事なんだけど、ホスピスケアというところでいったら、そういう痛みを抱え込んでいる人たちの、いのちの深さっていうか、そういう思いに言葉、あるいは行動を届かせる、それがホスピスのケアなんじゃないかと。そのへんは間違いないですか。

山崎　私の場合は、外科医から始まって、まず一般病院における終末期医療への取り組みから始まったわけですが、その頃何が問題だったかというと、周りは患者さんがまもなく亡くなっていくことがわかっているのに、本人に病気の真実を伝えられないことが多かったわけです。患者さんが、自分がなぜ死んでいくのかわからないままに亡くなっていくというその現実は、人間として尊厳があるといえるのかと考えました。

痛みを取ることができたとして、その痛みで苦しんでいる人にとっては痛みから解放されれば嬉しいことですね。だけど、でも、その後どう生きていくのかっていうところの支援というか、そこに焦点が当てられなかったら、その人の尊厳を守ることは難しい。

私が外科医をしていた頃の終末期医療に対する最初の取り組みは、その頃例外なく行われていた臨終時に行なわれる蘇生術の是非でした。例えば死は、ある意味がんの患者さんにとって、さまざまな闘いののちにようやく訪れる平安の場面でもあるわけです。その場面で行っていた蘇生術は、一体誰のために行ったのかという疑問から始まりました。そして多くのご家族は亡くなる間際の蘇生術を希望することはありませんでした。結果的に臨終場面は患者さん、ご家族だけの平穏な時になったのです。しかしながら、亡くなる場面がどんなに平安になったとしても、その場面に向かっていく人生を生きるその人が、もしそういう運命にあるということがわかっているとしたら、もっと違った生き方ができたかもしれなかったわけです。しかし、その当時患者さんに真実が伝えられることはほとんどなかったのです。適切な情報を伝えないままにやってきた終末期医療は、その人の尊厳を守ることにはならなかったのではないかと思っています。

つまりその人にとっての人間としての尊厳が、いつも、私にとっての関心時であったということなんです。医者の役割をしていると、そういう場面に立ち会うことが非常に多かったわけです。もちろん医者としての役割はきちんと果たしますけれども、でもそこで見えてきた、いま目の前の人たちがひとりの人間として、その人の考える、尊厳ある時間を生きているのかということが、私のテーマだったんです。そこの延長線上でいまの話があるということです。

いのちに向き合うことば

一〇〇〇人と向き合って得た確信

米沢　僕は前回、『病院で死ぬのはもったいない』（春秋社、二〇一二年）のなかで、おもわず「そういうことか」って感心したことがあったんです。話の中で二ノ坂さんが言われて山崎さんも相槌うたれた言葉でですね、「人は逝く力がある」、つまり死んでいく力をもっている。同じように「人は看取る力もある」という、この二つの言葉についてお互い共感されたんですよ。人はみんな逝く力がある。つまり、死なないとか死にたくないというよりも、生命意志としてみんな死ぬ力がある。死を受けとめていく力があるんだっていうことだと思うんですね。つまり、死ということは悲しいことだとしても死ぬことをみんなが否定してないっていうことです。

これまで一〇〇〇人を超える人を看取ってこられた。そこにはそれぞれのいのちのドラマがあると思うんですけれど、そこでお二人が一致していたのが、「いや、人は、逝く力も看取る力も両方持っているんだ」っていう肯定観でした。この言葉に僕も「あ、そういうことなのか」と感銘を受けたし、同時に「こういう人にそばにいてもらえればいいな」と思ったんですね。

何かをしてあげるというよりも、そういう見極めですね。亡くなっていく人に何かをしてあげるっていうことではない。そういった確信というものは、やっぱり臨床の経験から手に入れるものなんですか？　これは一度聞いてみたいと思ってたんです。

二ノ坂　「人には逝く力がある、家族には看取る力がある」というのは、最初は何年か前に知り合いから聞いた言葉で、私のオリジナルではないんですけれども、確かにそうだと思いました。彼はグループホームをやっていて、そこで実際に患者さんを何人か一緒に、看取ることがあって、その経験を通してそういうことを話してくれました。それを聞いたときには「あ、本当にそうだな」と思いました。

その「逝く力」、人間はいずれ死ななくちゃいけないわけですが、もともとそういう力を持っているはずなんです。で、必ず家族なり誰かを亡くしている。だから私は遺族会のときなどでもいうんですけれど、遺族でない人は誰もいない、と。人間は必ず、親なり、祖父母なりを亡くしているわけですから、遺族でない家族というのはいないということを言っています。

人間は必ず死ぬ。本人も当然死んでいくわけですし、看取るということは必ずあるわけですから、それはもともと多分人間に備わっているんだろうなと思います。

信頼をおく

二ノ坂　現場で思っていることは、まず患者さんと家族に対して、絶対的な信頼をおくということです。人間として。勿論、痛みをとったり苦痛をとったりするということは、私たち医師のやるべき仕事だと思いますけれども、そのときにこの人はそういうことをすれば必ず自分らしく最期まで生きることができるんだ、そしてそういう力を持っている、ということに対する信頼みたいなものを必ずおく。
　例えば、ある子どもさんを亡くしたお母さんの話です。一緒に在宅ケアをおこなった訪問看護ステーションの看護師が子どもが亡くなって二年位して話を聞きに行って、それから一週間後ぐらいにたまたま私も話を聞きに行きました。先に行った彼女とは一週間ぐらいのズレしかなかったので、そのときお母さんはたぶん私に対しても看護師に対しても同じような話をしてくれたと思うんです。私のときもそうでしたけど、泣きながら、一番はじめの発症から診断に至るまでのこと、手術のこと、再発のこと、その間の本人や妹、家族のことなどを一時間以上話してくれたんです。

ただ、その後の対応が私と彼女（看護師）は違っていた。在宅ホスピスの事例検討会で、そのことについて私が発表するのでお母さんにも来てほしいと思ってお招きしたんですが、そのときに看護師は反対したんです。「自分が行ったとき、お母さんはすごく泣いていて気持ちの整理もついてないみたいだったから、いまそういうことをするべきではない」と。でも私はそういうふうには思わなくて、逆に泣く場はあったほうがいいと思うし、それから、亡くなった子はすごくしっかりした子だった。小学校から中学校に入って亡くなったんですが、最期まで在宅で自分の意思を貫いた。そういう家族だったので、私たちがこの人がどういう状態であるという判断をするのではなくて、そのお母さんが、どうするかの判断に私たちは関わるだけのことだと思ったんです。

だから、ちょっと説明が長くなりましたけど、この人に人間としての信頼をおくということが、ひとつ、とっても大事だなということをいつも思っています。

現実を受けとめる力

米沢　この話を聞いて、夏目漱石がいよいよ死を前にして家族に「もう泣いていいよ」といったというエピソードを思いだしました。山崎さんはどうでしょう。

山崎　「逝く力と看取る力」ということをもう少しつきつめて考えていくと、それは両方とも現実を受けとめる力だと思うんですね。どんな現実でも、ということです。まさに死に直面するような場面でも、人にはその現実を受けとめる力がある。亡くなっていく人は亡くなっていく現実を受けとめる力がありますし、看取る人は、亡くなる人のそばにいるという現実を受けとめる力があるんだということです。

現実を受けとめるということは、その現実にいる自己の在り様を肯定するということです。しかし、自己は他者がいなければ存在しないわけですから、自己の在り様を肯定するとはその状況における他者との関係の在り様を肯定することにほかならないわけです。つまり、どんな状況でも、拠り所となる他者が存在すれば、人はその他者との関係を通して自己の在り様を肯定することが可能になるということなのです。

私は日々の臨床の中でそのことを確信しながら過ごしています。その場合の他者とは人だけではなくて、例えば宗教でも結構ですし、あるいは、その人の持っている思想、信条でもいいですし、音楽でも文学でもいいですね。

つまり、その人の拠り所になれる存在（他者）があれば、誰でもその状況を受けとめる力を持っているということです。私はそれを確信しているということです。その力が看取る力、逝く力の源泉になっていると考えています。

ときに支え、ときに寄り添い、共にある

山崎　ちょっと余談になりますが、先日、日本ホスピス緩和ケア協会の年次大会がありまして、その中のシンポジウムの中でこんな話がありました。

柏木哲夫先生が口火をきったのですが、われわれはよく「支える」という言葉を使うけど、支えるっていうのはちょっと上から目線じゃないかと。それよりも、「寄り添う」がいいんじゃないかという話になったんですね。そしたらその言葉に反応して、協会の理事長の志真泰夫先生が、鳥取の「野の花診療所」の徳永進さんとの対話を思い出し、徳永さんが、「でも〝寄り添う〟っていう言葉はなんか暑苦しいよね」って言ってましたよと言ったんですね（笑）。たしかに、寄り添って欲しくない人に寄り添われたら暑苦しい（笑）。そう言われてみるとたしかにそうだなとも思いますね。結構簡単に寄り添うって言葉使っちゃうけどひょっとしたら相手にとっても迷惑なんじゃないかなということです。

米沢　そのとき山崎さんはどういう言葉で、なんていったんですか。

山崎　私は「共にいるでどうでしょうか」と。共にある、共にいる。

米沢　「共にある」ね、うん。

山崎　それで、いいんじゃないでしょうかって話をしたんです。でもよくよく考え

柏木哲夫

精神科医・内科医。一九八四年、淀川キリスト教病院において日本で二番目の施設ホスピスを開設し、ホスピス長を務め、現在、理事長。日本のホスピスの先駆者。『生と死を支える』（朝日新聞社、一九八七）、『死を看取る人間学』（日本放送出版協会、一九九七）など著書多数。

てみれば、支える必要がある場合だってあるだろうし、寄り添う必要がある場合だってあるだろうし、共にある場合のほうがいい場合だってあるだろうし、それは、どれがいい悪いとかじゃなくて、状況によって柔軟に対処できれば、まさに逝く力も、看取る力もそうですが、それぞれ直面している現実を受けとめる力を引き出すことになるんじゃないかなと思いますね。

米沢　それに対して、二ノ坂さんだったらどう考えますか。

二ノ坂　いや（笑）、ときに支え、ときに寄り添い、共にあるというのはいいなと思いました。昔からありますよね、「時に治し、しばしば和らげ、常に癒す」っていうのがね。これいいなと思いながら感心して聞いていました。

米沢　支え、ときに寄り添い、共にある。この三つの流れですか？

二ノ坂　いや、だから、ときには支える必要もあるし、ときに寄り添うことも必要だし、まあ、そして、共にあるというのは常にある。

米沢　それはつまり亡くなっていく人や家族を前にした在宅医としての日常っていうことでいいんですか。

二ノ坂　はい。

山崎　でもこれは、在宅医としてだけではなくて、普段でもそうじゃないですか（笑）。つまり、病気の有無に関わらずに、ありますよね。

徳永進
一九四八年鳥取県生まれ。京都大学医学部卒。鳥取赤十字病院内科部長を経て、二〇〇一年より鳥取市内にホスピスケアのある野の花診療所を開設。八二年『死の中の笑み』で講談社ノンフィクション賞受賞。『死の文化を豊かに』（筑摩書房、二〇〇二年）、『死ぬのは、こわい？』（理論社、二〇〇六年）、『野の花ホスピスだより』（新潮社、二〇〇九年）、『詩と死をむすぶもの』（谷川俊太郎氏との共著、朝日新書、二〇〇八年）ほか著書多数。

受けとめられ、受けとめる

生まれること、死にゆくこと

米沢　今日のタイトルは「いのちの受けとめ手になる」という、「受けとめる」という言葉になっています。

そのことからいっても、さきほどの「逝く人の力」そして「看取る力」いずれもが「受けとめ」の力にほかならないことはたしかなように思います。

この「いのちの受けとめ」ということは、いのちの誕生そのものです。「生まれた」わけですよね、僕らはこの世に生まれ落ちた。「いのち」として受けとめられたわけです。そうすると、生きていくということは、何よりもいのちの受けとめられ体験のなかで、支えるとか寄り添う力を手にしてきた、共にあるということも手にしてきたっていうふうにすると、いのちというものは受けとめられる存在っていうことなんだと。

考えてみれば、生まれた、女性は産むんだけど、子ども自身は嫌だと思ったかもわからないわけですよね、つまり生まれちゃったわけですよね（笑）。生まれた、そのことを引き受けて生きていく。そうすると、受けとめられ体験としてはじめて家族とか親に出会うと思いますけど、実際、自分が産んだ子どもを受けとめたっていう母親はいないと思うんですよね。生まれる子。自分で赤ん坊を受けとめるのはゴリラだけだと聞いたことがあります。

そういうふうなことからいうと、人間ほどもろいものはない。産み落としたらすぐに受けとめられる。つまり抱くとか眠らせるとかのケアの原体験ということです。なぜ看取るという立場に向かうかっていうと、受けとめられた、育てられたっていう体験があるからだって、そういうふうな感じがあるんです。

「いのちの受けとめ」という関連で最近読んでいいなと思った本に、斎藤茂吉の処女歌集で『赤光』というのがあります。

そのなかの、母の危篤の知らせから臨終、葬送、そして喪に服するまでの五九首の連作「死にたまふ母」があるのですが、圧倒されたんです。

その中に看取りのシーンを「いのちある人あつまりて我が母のいのち死行《しゆ》くを見たり死ゆくを」と詠んでいるんです。しっかりとみんなで死にゆく姿を見届けています。この見届けるという行為の中で死は了解され、受けとめるんだっていう構図になっています。

『赤光』
一九一三年に発表された斎藤茂吉（一八八二—一九五三）の第一歌集。「死にたまふ母」「悲報来」「おひろ」などを収録。

「お迎え」現象

米沢 看取りといえば、ごく自然に地域文化に支えられた死生観と密接に関わっていたと思います。しかし、病院死があたりまえになった現在では茂吉の歌のように死に逝く人に添い寝することなどは考えられません。看取る力は弱くなっているかも。では「逝く力」はどうだろうか。この力を手探るヒントになるかどうか、死の床にある人の「お迎え」現象が話題になっています。たとえば「今朝、親父がお迎えにきてくれたよ」と口にした夜に、おだやかな死がやってきた、という類の話を聞いたことがあります。

この「お迎え」の調査をした人がいました。東北の在宅ホスピス医の岡部健《たけし》さん。自らもがんを抱えながら東日本大震災の後も精力的に医師活動をされ、その後亡くなったのですが、岡部さんの調査結果では、「お迎え」現象は病院や施設ではほとんどない。あったとしても「幻覚症状」として処理されているだけ。けれど、在宅死の場合には「お花畑をみた」とか「(亡くなっている)母にあった」という事例が多く、そんな話の後決まっておだやかな死がやってきたというものです。岡部さん自らの体験としても、酸素濃度や血圧を測ってもどこも悪いところのない人が「先生、今日逝きます」といって夜に亡くなっていった例をあ

岡部健
医師。宮城県を中心に在宅ホスピスに取り組んだ。二〇一二年逝去。

げていました。岡部さんは、このお迎え現象を「精神と肉体がほぼバランスをとりながら衰えていったときにおこる」と指摘されていました。

その岡部さんが震災の後の東北の被災地では、医師の力よりもむしろお坊さんとか宗教者を求めている人が多かったといいます。生死にかかわるときこそチャプレンのような役割をはたす人の力が「受けとめ手」としては大きいと。そのとき、主張されたのがたしか臨床宗教師でした。そうしたいのちの受けとめ手が必要だということだったとおもうのですが。

他者との関係性のなかにある

山崎　私は受けとめるっていうことは、もう一方で受けとめられたってことだと思うんですね。受けとめられたってことは受け入れられたってことであるし、受け入れられたってことはわかってもらえたってことだと思うんですよ。つまり、人は途方に暮れてしまうような大変な状況にいたとしても、そのことを他者に理解された、わかってもらえたっていうことが、現実を受けとめていく力になるんだと思うんですね。

人は、みなさんも含めてですけれども、希望を持つことも、絶望することも、これはすべて、他者との関係性のなかで起こってくることですよね。つまり、自己肯定も自己否定も、すべてその人と関わる他者との関係性の中でおこることだということです。

マザー・テレサたちの取り組みだって同じことだと思うんですね。路上にいて、路上で死んでいくかもしれない人たちが、その「死を待つ人の家」で、マザー・テレサたちとの関係性の中で、「自分は受け入れられたんだ」、つまり、受けとめられたんだってことが実感できるので、そこで人生最後の平安な時間を過ごすことができるんではないかということです。

二ノ坂　岡部さんのこととか、それから今日は出ませんでしたけど、私たち日本ホスピス在宅ケア研究会の副理事長をつとめ、「くろちゃん」と呼ばれて慕われていた黒田裕子さん。昨年肝臓がんで亡くなりましたが、阪神大震災から東日本大震災まで本当に活躍した看護師なんです。災害看護の分野を切り開いて、世界中で活躍された方なんですが、そういう人の話とかも、みなさんにぜひ聞いてもらいたい話はいっぱいあったんですが、時間がなくて残念です。私も今日の話で、たくさんいろんな勉強になりました。最後にちょっと一言だけですけれども、簡単に触れたいと思います。

向き合うとか、寄り添うとか、受けとめるとかいろんなことといっても、やっぱり私は「ホスピス運動というのは人権運動」というところにかえっていかないと

黒田裕子

阪神大震災をきっかけに看護師から被災者支援ボランティア活動に転身。NPO法人阪神高齢者・障害者支援ネットワーク理事長、日本ホスピス在宅ケア研究会副理事長を務めた。二〇一四年逝去。

いけないんじゃないかと思っていて、それはある意味、人間が人間を一番大切にするという意味だと思うのです。それが、社会的な力にならなければいけないと思っています。だから、自分たちだけで満足するような運動ではなくて、社会が変わっていかないといけない、医療も変わっていかないといけない。そういう社会が変わっていくような、力になるような、あり方とかやり方でなければいけないと思っています。

米沢 いろいろと課題が残ったことを確認して、機会をあらためて話し合いたいと思います。

あとがき　ホスピスが根づくために

米沢　慧

岡村昭彦が監訳した『ホスピス——末期ガン患者への宣告』（ビクター&ローズマリー・ゾルザ著　原題 *A WAY TO DIE*、家の光協会、一九八一年）が出た直後のことだった。「日本にホスピスは根づきますか」という質問に、岡村は「ホスピスとは施設でも病院でもなく、運動なのだということをまず認識していただきたい」と答えている（『新世』一九八二年四月号）。

当時医学関連で「ホスピス」系の著作は出始めてはいたが一般書としては初めての本となった。それだけに出版に際しては「ホステス」と同業種と誤解されかねないといった声もあった。しかし岡村は「ホスピスをホステスと間違ってもいい。誤解は理解のはじまりだ」「歴史がかわるときにはことばも新しく替わらなければならない」と二一世紀を視野に入れてタイトルの変更を認めなかった。そして「ホスピスは運動である」というメッセージには次のようなことばが重ねられていた。

――ホスピス運動は、バイオエシックス（生命倫理）の大きな流れのひとつである。

――ホスピス運動は、携わる人のすべてが平等・対等でないとうまくいかない。

――ホスピス運動は、自分の住んでいる地域の問題から手をつけるべきだ。

――ホスピス運動は、コミュニティのなかで一人一人が参加できるボランティア活動。

――ホスピス活動は、死んでいく人の世話を通して生死（いのち）を学ぶこと。

ホスピスが根付くためには、いのちを医療に委ねることでも預けることでもなく、市民がいのちの受けとめ手になる力を培うこと。つまり当初から「市民ホスピス」への指針が示されていたといえよう。

そして本書でのわたしの役割は、二人の市井医（敬意をこめてそう呼びたい）、山崎さん二ノ坂さんのホスピス活動を重ねて、近代ホスピス二〇〇年の思想の系譜を押さえることと、二一世紀の長寿社会になって初めて見えてきた「市民ホスピスへ」の胎動を手探りしその活動の一端を紹介することだった。前者については追って精度を上げた著作で応えたいとおもう。後者については紹介できた活動を通して言えることがある。それは、福祉社会にあって、その役割を自覚的に担って活動している人たちのたしかな貌《かたち》が見えてきたことだった。

本書のなりたちについて書きとめておきたい。

私たち（山崎・二ノ坂・米沢）はこの一〇数年、それぞれが抱いてきた「ホスピス」について立ち話も含めて機会あるごとに意見を述べ課題を手探りしてきた。それを実りあるかたちにできたのが『病院で死ぬのはもったいない――〈いのち〉を受けとめる新しい町へ』（春秋社、二〇一二年）だった。この本のささやかながら確かな評価を得てその後も、日本ホスピス在宅ケア研究会全国大会in長崎大会（二〇一三年）、日本死の臨床研究会年次大会（別府、二〇一四年）等で三人での講演・シンポジウムがあった。そこで、三人それぞれが抱いている「ホスピス」というミッション（使命）を元手にした活動は可能だろうかという話になり、綱領・規約なしの運動体として「3人の会」を二ノ坂さんの赤ひげ大賞受賞記念の会（二〇一五年一月）で立ちあげ宣言した。本書はその趣旨にそった最初の成果として差しだす機会となった。また、「3人の会」の三者三様の思想と行動の流儀についても受けとめていただける内容になった。それだけに課題も発見してもらえ、私たちと積極的に意見を交換したい方もあるかとおもう。その際はぜひ「3人の会」に声をかけてもらい活動の輪が広がる機会がつくれたらとおもう。

今回「3人の会」の発足後間もなくして、まっ先に声をあげていただいたのは、大和・生と死を考える会（神奈川県）の二二周年記念講演会（二〇一五年六月一四日・大和市生涯学習センター）で、午後の五時間を割いていただいた。本書では第一部に相当する「いのちを受けとめる町」となった。会長の古谷小枝子さんには三年前の『病院で死ぬのはもったいない』の収録の際にもお世話になった。第二部「ホスピスは運動である」は、岡村昭彦の蔵書約二万冊が収められている静岡県立大学附属図書館岡村昭彦文庫と岡村昭彦の会の夏季特別セミナーとして共同開催（同七月二五日・同大学小講堂）されたものである。開催に際しては同大学の岡村文書研究会の比留間洋一さんには協力していただいた。それぞれお世話していただいた方にお礼を申し上げます。

そして本書が、三年前の『病院で死ぬのはもったいない――〈いのち〉を受けとめる新しい町へ』に続いて、春秋社から刊行することができたことがなによりもうれしい。

この間、神田明会長をはじめ澤畑吉和社長、鈴木龍太郎さん、編集部長高梨公明さん他春秋社の方には出版に関してご理解いただきいろいろと配慮していただいた。編集段階に入ってからは手島朋子さんにお世話になった。本書の趣旨にそって、いい本にしていただいた。こころからありがとうと申し上げたい。

ホスピスは運動である――。このメッセージが遠くまで届くことを願っている。

（二〇一五年一一月二日）

著者紹介

山崎章郎（やまざき・ふみお）

1947年、福島県生まれ。千葉大学医学部卒業後、同大学病院勤務。1984年より八日市場市民総合病院（現・匝瑳市）にて消化器医長を務め、院内外の人々とターミナルケア研究会を開催。1990年、『病院で死ぬということ』刊行。91年より聖ヨハネ会総合病院桜町病院（東京・小金井市）に移り、05年までホスピス科部長を務める。05年10月にケアタウン小平クリニック（東京・小平市）を開設。現在、ケアタウン小平クリニック院長。著書に『病院で死ぬということ』（正・続、ともに主婦の友社／のちに文春文庫へ収録）、『ホスピス宣言』（米沢との共著、春秋社）、『河辺家のホスピス絵日記』（河辺貴子との共著、東京書籍）、『新ホスピス宣言』（米沢との共著、雲母書房）、『家で死ぬということ』（海竜社）、『病院で死ぬのはもったいない』（二ノ坂・米沢との共著、春秋社）などがある。

二ノ坂保喜（にのさか・やすよし）

1950年、長崎県生まれ。長崎大学医学部卒業後、長崎大学病院第一外科研修。その後、救急医療、地域医療の現場で経験を重ね、福岡市・福西会川浪病院（現・福西会病院）等を経て、1996年よりにのさかクリニック（福岡・福岡市早良区）を開業。在宅医としてホスピスに取り組む。05年に、様々な職種とのネットワークによる「ふくおか在宅ホスピスをすすめる会」設立。11年に地域生活ケアセンター「小さなたね」を地域の人々とともに開設。バングラデシュと手をつなぐ会、NGO福岡ネットワークなど国際保健医療の分野での持続的な活動を行っている。14年、日本医師会第3回赤ひげ大賞受賞。著書に、『在宅ホスピスのススメ』（矢津剛との共著、木星舎）、『在宅ホスピス物語』（青海社）、『病院で死ぬのはもったいない』（山崎・米沢との共著、春秋社）などがある。

米沢慧（よねざわ・けい）

1942年、島根県生まれ。早稲田大学教育学部卒業。評論家。岡村昭彦の会世話人。現在は「AKIHIKOゼミ」をはじめ、看護・医療、いのちを考えるセミナーを東京、神奈川、埼玉、長野、静岡、福岡等で主宰。

著書に『「幸せに死ぬ」ということ』（洋泉社）、『ファミリートライアングル』（神山睦美との共著、春秋社）、『ホスピス宣言』（山崎との共著、春秋社）、『「還りのいのち」を支える』（主婦の友社）、『ホスピスという力』（日本医療企画）、『新ホスピス宣言』（山崎との共著、雲母書房）、『往復書簡　いのちのレッスン』（内藤いずみとの共著、雲母書房）、『自然死への道』（朝日新書）、『病院で死ぬのはもったいない』（山崎・二ノ坂との共著、春秋社）、『いのちを受けとめるかたち』（木星舎）などがある。

「米沢慧のブログ　いのちことばのレッスン」

http://yoneyom.blogspot.jp/

本書は、左記にわたって行われた講演と対話をもとに一部加筆修正のうえ、再構成したものである。

第一部

Ⅰ　いのちを受けとめる試み

Ⅱ　ホスピス医二五年——いま考えること

Ⅲ　在宅ホスピスは途上国に学べ

Ⅳ　ホスピスという風——いのちを受けとめる町

——二〇一五年六月一四日（大和生と死を考える会・二二周年記念講演会・大和市生涯学習センター）

第二部

Ⅴ　子どもホスピスから世界を見る

Ⅵ　地域包括ケアシステムと在宅ホスピスケア

Ⅶ　市民ホスピスへの道

Ⅷ　ホスピスは運動である——いのちの受けとめ手になること

——二〇一五年七月二五日（静岡県立大学附属図書館岡村昭彦文庫・夏季特別セミナー・静岡県立大学小講堂）

市民ホスピスへの道

〈いのち〉の受けとめ手になること

2015年12月17日　第1刷発行

著者――――山崎章郎・二ノ坂保喜・米沢　慧
発行者――――澤畑吉和
発行所――――株式会社 春秋社
〒101-0021 東京都千代田区外神田2-18-6
電話 03-3255-9611
振替 00180-6-24861
http://www.shunjusha.co.jp/
印刷・製本――――萩原印刷 株式会社
装丁・装画――――河村　誠

ISBN978-4-393-36540-3
定価はカバー等に表示してあります

JASRAC 出 1513619-501